KB121690

건 · 강 · 한 · 눈

백내장
완전정복

건·강·한·눈

백내장
완전정복

김봉현(씨어앤파트너안과 원장) 지음

중앙생활사

PREFACE

글을 쓰면서

'몸이 천 냥이면 눈은 구백 냥'이라는 속담이 있습니다. 그만큼 눈이 우리 신체에서 차지하는 중요성은 크다 하겠습니다. 그러나 그렇게 중요한 눈이 공해, 스트레스 등으로 인해 여러 가지 크고 작은 질병에 시달리는데, 평균수명 연장과 더불어 요즘 급격히 늘어나고 있는 질환이 백내장입니다.

즉, 우리나라 국민의 평균수명이 연장되면서 예전보다 확실히 고령자들이 많아지기 때문에 백내장은 더 이상 어느 특정 환자들만이 겪는 질환이 아니게 되었습니다. 조금 보태어 말하자면 백내장은 이제 살아가면서 나이가 들면 반드시 경험해야 하는 통과의례쯤으로 보아도 무방한 시대가 된 것입니다.

정보 취득에 있어 요즘 잘 발달되어 있는 인터넷을 통해 어느 정도의 지식을 습득할 수 있겠으나 인터넷을 통한 정보는 단편적이고 산만하게 되어 있어 통합적이고도 자세한 정보를 얻는 데 어려움이 있습니다. 또한 서점에 백내장과 이에 대한 최신 치료법에 대해 다룬 책이 전무한 것이 사실입니다.

이에 필자는 일반인들에게 백내장에 대한 올바르고도 자세한 지식과 최신 치료법에 대한 안내를 총망라한 건강 도서가 필요하다고 생각하여 그 동안의 임상경험과 지식을 정리하여 책을 펴내게 되었습니다.

이 책은 총 3부로 구성되어 있는데, 1부는 백내장이라는 질환 자체에 대한 안내이고, 2부는 백내장에 대한 최신 치료는 어떤 것이 있는지에 대한 내용이 담겨져 있으며, 3부는 백내장에 대한 필자

기영한 원장의 백내장 완전정복

의 개인적인 연구결과를 담았습니다.

백내장은 이제 더 이상 어쩔 수 없이 받아야 하는 수술이 아니게 되었습니다. 왜냐하면 지난 20~30년 동안 백내장의 술기, 장비, 기술 등이 눈부시게 발전되었기 때문에 백내장 수술이 병을 치료한다는 개념에서 시력을 교정하는 개념으로 바뀌어 가고 있기 때문입니다.

즉, 오히려 경우에 따라 젊었을 적에도 향유하지 못했던 좋은 시력을 백내장 수술을 통해서 얻을 수도 있습니다. 그래서 필자는 가끔 백내장이라고 진단받은 환자들에게 '참 잘된 일입니다' 라고 하는 경우도 있습니다.

필자는 이 책이 여러분들이 현재 갖고 있는, 또는 앞으로 오게 될지도 모르는 백내장에 대한 정확한 기본 지식을 소유하여 항상 건강한 눈이 유지되는 데 요긴하게 쓰여지기를 희망합니다. 백내장 수술이 더 이상 공포스러운 것이 아니라 선명하고 깨끗한 세상을 보게끔 해주는, 그

럼으로써 제2의 인생이 시작되는 기쁨을 갖게 해주는 최 첨단 수술이라고 생각하시기를 희망합니다.

　마지막으로 진료 끝나고 귀가하여 밤늦게, 또는 새벽까 지 이 책을 쓰느라 컴퓨터 앞에 있어도 불평 한마디 하지 않고 옆에서 도와주고 용기를 북돋아준 아내 오영아, 두 아들 김원준, 김원재에게 고마운 마음을 전하며 이 책을 그들에게 바칩니다.

김용인 원장의 백내장 완전정복

CONTENTS

차례

기쁜눈안과 원장의 백내장 완전정복

기본을 알려주는 백내장 완전정복

1부
백내장, 제대로 알자

백내장,
왜 중요한가?

01

나이들면 눈 어두워진다

　의학의 발전과 과학기술의 발달로 질병이 하나둘씩 정복됨에 따라 사람들의 평균수명이 연장되고 있습니다. 우리나라 사회도 이미 노령화가 시작되었는데, 급속도로 노령화가 진행되고 있어 그 속도는 세계에서 유래를 찾아보기 힘들 정도라고 합니다.

　통계청 자료에 따르면 2002년 현재 65세 이상은 인구의 8%로서 377만 2천 명, 55~64세도 인구의 8%이고 60세 이상은 약 500만 명이라고 합니다. 이러한 노령인구의 증가는 2025년에는 65세가 16%로 880만 명이 되고 55~64세의 인구도 전 인구의 14%로 증가하여 인구의 총 30%가 55세 이상이 될 것으로 예상하고 있습니다.

이렇게 사회가 노령화가 되는데 따라 증가하는 질환이 여러 가지 있습니다. 그 중의 하나가 백내장입니다. 백내장은 가장 대표적인 중·장·노년층의 질환으로 나이가 들어감에 따라 마치 주름살처럼 자연히 오게끔 되어 있는 질환입니다.

우리나라에도 옛말에 '나이 들면 눈 어두워지고 귀 먹는다' 라는 말이 있습니다. 바로 이 '눈 어두워진다' 라는 말이 백내장을 지칭하는 것으로 옛날 우리 조상들도 나이 들어오는 백내장에 대해 질병이름은 몰랐어도 막연하나마 나이 들면 오는 병으로 인식하고 있었을 것임에 틀림없습니다.

그렇다면 백내장이 도대체 어떤 병이고 어떻게 예방하고 어떤 치료를 받아야 하는지에 대해 미리 아는 것은 충분히 값어치 있는 일이라 생각합니다. 이 책을 통하여 현재까지 알려져 있는 백내장의 원인·예방·최신 치료법에 대한 모든 것을 알려드리고자 합니다.

복잡한 눈의 구조, 쉽게 알자

02

카메라와 사촌지간

앞으로 설명할 백내장을 이해하기 위해서는 먼저 간단한 눈의 구조를 알아야 합니다(그림 1).

그래야 백내장 때문에 어떻게 우리 눈의 시력이 저하되고 수술이 어떻게 이루어지는지를 알 수 있기 때문입니다.

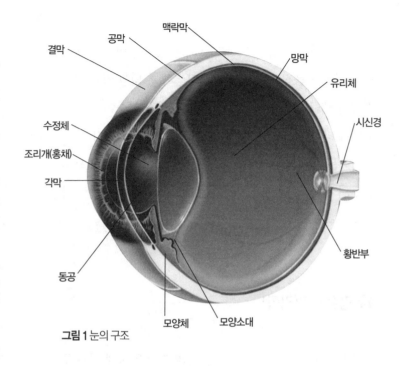

그림 1 눈의 구조

🖐️ 흰자위(결막과 공막)

눈은 일단 흰자위와 검은자위로 구분할 수 있습니다. 흰자위는 두 층으로 구성되어 있는데 맨 위층을 '결막'이라 하고, 그 아래에 있는 층을 '공막'이라 합니다.

결막은 얇은 비닐 같은 투명한 막으로 혈관과 림프관이

존재하고 잘 늘어나는 조직으로 되어 있어 눈이 상하좌우
로 움직여도 움직임에 제약이 되지 않도록 되어 있습니다.
결막에 세균이나 바이러스 감염으로 인해 염증이 생기게
되면 우리가 흔히 아는 '눈병' 또는 '결막염'이 됩니다.

공막은 비교적 두꺼운 조직으로 결막 바로 아래에 있으며
안구의 뒤쪽 6분의 5를 차지하는 희고 단단한 조직으로 마
치 축구공의 외피와도 같은 역할을 합니다.

👁 검은자위(각막)

각막이라고 부르는 부위인데, 눈의 가장 앞쪽에 있는 투
명한 혈관이 없는 조직으로 전체 눈 크기의 6분의 1을 차지
합니다. 각막의 기능은 안구를 보호하는 방어막의 역할과
광선을 굴절시켜 망막에 도달시키는 빛의 통로 역할을 합
니다. 수정체와 함께 눈의 굴절을 담당하는 기관으로서 카
메라의 렌즈 역할을 담당하며, 라식, 라섹과 같은 굴절수술
의 대부분은 바로 이 각막을 대상으로 이루어지게 됩니다.

이 각막에 특이한 점이 있습니다. 우리 신체의 모든 조직은 혈액으로부터 산소 공급을 받습니다. 이 산소는 물론 우리가 숨을 쉴 때 허파로 들어온 공기 중에 포함되어 있는 산소입니다.

그런데 혈액으로부터 산소 공급을 받지 않는 단 하나의 예외가 우리 신체에 있습니다. 바로 각막입니다. 각막은 직접 공기 중으로부터 산소를 공급받습니다. 그러므로 각막에는 산소를 공급해 주어야 할 혈관이 필요 없게 되어 혈관이 존재하지 않아 투명하게 보이는 것입니다.

만약 산소를 여타의 다른 조직처럼 혈관으로부터 공급을 받는다면 각막에 혈관이 분포하게 될 것이고 이 혈관이 시야를 가려서 잘 안 보이게 될 것입니다.

소프트 콘택트렌즈(이하 소프트렌즈)를 착용하다가 부작용이 나서 병원을 찾는 분들을 자주 봅니다. 소프트렌즈 부작용의 가장 근본적인 원인은 공기로부터 산소 공급을 받는 각막을 소프트렌즈가 완전히 덮어 버려 각막이 숨을 쉴 수가 없어 만성 산소 결핍에 시달리다 못해 부작용이 나는 것입니다. 그래서 저희 안과의사들은 이 소프트렌즈가 눈

건강에 좋지 못하다는 것을 알기 때문에 환자들에게 적극적으로 착용을 권하지 않습니다. 대신 산소투과도가 좋고 각막을 다 덮지 않고 일부만 덮어 숨이 잘 통하도록 하는 하드 콘택트렌즈(일명 RGP 렌즈)의 사용을 권장합니다.

🔷 조리개

전문 용어로 '홍채' 라고 부르며 각막 뒤에 위치하는데 동양인은 갈색으로 보이는 구조물이 홍채입니다. 중앙에 나 있는 구멍을 '동공' 이라 하며, 눈으로 들어가는 빛의 양을 조절하여 카메라의 조리개 역할을 합니다.

홍채의 색은 멜라닌 색소의 함량에 의해 결정되는데 인종별, 개인별로 차이가 많습니다. 서양인의 눈이 청색인 이유는 홍채의 색소가 청색이 아니라 홍채의 멜라닌 색소함량이 적기 때문입니다. 즉, 청색 눈이나 갈색 눈이나 다 같은 멜라닌 색소를 가지고 있으며, 단지 양에 있어 차이가 있을 뿐입니다.

👁 동공

홍채의 중앙에 나 있는 구멍으로, 밝은 불빛 아래에서는 크기가 줄어들고 어두운 곳에서는 커져서 망막에 들어오는 빛의 양을 조절합니다.

👁 모양체

홍채 뒤쪽에 있는 직각삼각형 모양의 조직으로서, 두 가지 기능을 하는데 모양체 안에 있는 근육을 수축하거나 이완시켜 수정체의 두께를 조절하여 사물의 초점이 잘 맺히도록 하며, 모양체 상피에서는 눈 속의 영양수인 '방수'를 생산, 분비하는 기능을 갖고 있습니다.

👁 맥락막

망막과 공막 사이에 위치하는 0.1~0.2mm 두께의 혈관으로 이루어진 막으로서 망막에 영양분을 공급하는 한편 공막을 통해 들어오는 빛을 차단하여 암실을 제공합니다.

😇 유리체

눈 속을 채우는 젤리 같은 조직으로 투명하고 혈관이 없으며 안구 용적 및 무게의 3분의 2를 차지합니다. 99%가 수분으로 안구의 형태와 투명도 유지에 중요한 역할을 담당합니다. 나이 들거나 고도근시의 경우 젤리의 일부가 엉켜 아주 작은 덩어리를 형성할 때 '비문증'이 생기기도 합니다.

😇 망막

카메라의 필름에 해당하는 부위입니다. 눈으로 들어온 빛이 최종적으로 도달하는 곳이며, 망막의 시세포들이 이를 인지한 후 시신경을 통해 뇌로 신호를 보내게 됩니다.

우리가 사진을 찍을 때 가끔 눈이 붉게 나오는 것은 망막의 색이 붉은빛을 띠고 있기 때문입니다. 또한 당뇨가 있거나 고혈압이 있을 때 합병증이 오는 조직이기도 합니다.

🔆 황반부

망막 중에서 가장 중요한 부위로 사물의 초점이 맺히는 부위인데 우리 눈의 중심시력을 담당합니다. 이 부분은 망막 중에서 가장 얇으며 색을 감지하는 세포인 추체세포가 많이 모여 있습니다. 황반부에서 보는 것을 담당하는 세포는 신경섬유와 연결되어 시신경을 통해 뇌로 영상 신호를 전달합니다.

이 황반부는 아주 중요한 부위로 이곳에 병이 있거나 상처가 있으면 자기가 보고자 하는 물체의 상이 찌그러져 보이는 증상이 생깁니다.

🖐️ 시신경

뇌와 연결되는 12개 중추신경 중 2번째 신경으로서 신경섬유로만 구성되어 망막에서 들어온 정보를 뇌로 전달해주는 전깃줄 역할을 합니다.

🖐️ 수정체

렌즈라고도 불리는 조직으로 바로 백내장이 발병하는 곳입니다. 홍채와 유리체 사이에 있으며 모양소대에 의해 모양체에 매달려 있습니다(그림 2).

수정체는 각막과 마찬가지로 혈관이 없는 조직이기 때문에 정상적으로는 투명한 조직이며 눈 속에서 매일 일정하게 생산되는 방수라는 영양수로부터 영양을 공급받고 또 노폐물을 배출합니다. 두께는 약 4.5~5mm 정도 되고 지름은 약 9mm이며 무게는 250g 정도 됩니다.

수정체는 얇은 비닐같이 생긴 막으로 전체가 싸여져 있는

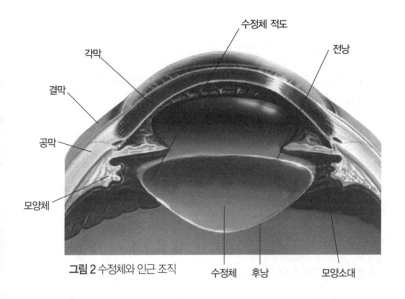

각막
결막
공막
모양체

수정체 적도
전낭

그림 2 수정체와 인근 조직 　수정체　후낭　　　모양소대

데 이를 '수정체낭'이라고 부릅니다. 수정체낭 중에 전면에 있는 것을 '전낭', 후면을 싸고 있는 것을 '후낭'이라고 부르는데, 이 전낭과 후낭이 임상적으로 특히 백내장 수술 시에 매우 중요합니다.

　백내장 수술하는 과정 속에 '원형전낭절개'라는 과정이 있는데 속에 있는 알맹이 백내장을 제거하기 위해서 전낭을 원형으로 절개하는 방법을 지칭합니다. 또한 후낭은 수술 시에 손상되어서는 안 되는데 왜냐하면 백내장 제거 후에 삽입하게 되는 인공수정체의 지지대로서의 역할을 수행함과 동시에 외부로부터 들어오게 되는 이물질이 눈 속으로 들어가지 않게끔 방어막의 역할도 하기 때문입니다.

모양소대가 부착되는 부분을 '적도' 라고 합니다. 적도는 수정체에서 가장 흥미로운 부분입니다. 수정체 전낭 바로 아래에 한 층으로 있는 수정체 상피세포들이 적도에서는 수정체의 속살을 이루는 섬유세포로 변하게 됩니다.

일생 동안을 두고 천천히 변화하는데 섬유세포로 변화한 세포들은 안쪽으로 이동하여 차곡차곡 쌓이게 됩니다. 그래서 수정체의 가장 안쪽이 가장 오래된 부분이고 바깥쪽이 가장 최근에 생긴 섬유세포인 것입니다.

사람의 수정체의 무게 중 약 3분의 1이 단백질로 구성되어 있는데 이는 다른 조직에 비하면 약 두 배에 달하는 고단백으로 구성되어 있습니다. 이러한 높은 단백질 함량이 시간이 갈수록, 또한 백내장이 생기면 더욱 감소하게 됩니다.

백내장의 정체

03

수정체가 뿌옇게 변하는 병

백내장이란 원인이 무엇이든 수정체가 혼탁해지는 것을 말합니다.

우리 눈의 수정체란 마치 카메라로 비유하자면 렌즈처럼 생긴 구조물로서 사물의 초점이 정확히 눈에 맺게 하여 시력이 정상으로 나오게 합니다. 카메라를 수동으로 작동할 때 렌즈를 손으로 움직여 정확히 초점이 맞아야 깨끗한 영상이 찍히는 것처럼 우리 눈에서도 수정체가 그런 역할을 하게 되어 있습니다.

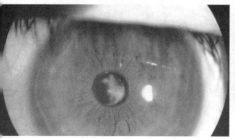

그림 3 동공에 하얀 혼탁이 있는 전낭하형 백내장

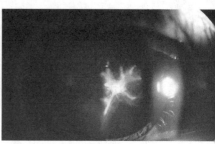

그림 4 약을 넣어 농공을 확장시켜 백내장을 관찰한 모습

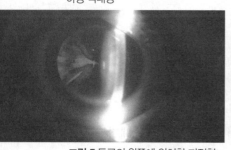

그림 5 동공의 왼쪽에 위치한 피질형 백내장

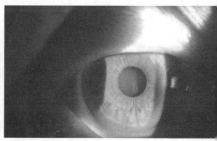

그림 6 동공의 중앙에 위치한 피질형 백내장

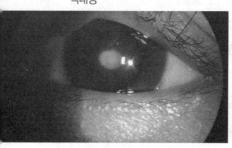

그림 7 가운데 동그랗게 혼탁이 있는 후낭하형 백내장

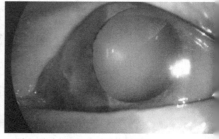

그림 8 전체적으로 수정체가 뿌옇게 변한 핵성 백내장

그런데 이 수정체가 어떤 원인에 의해서 뿌옇게 변하게 되면 그것을 우리는 백내장이라고 합니다. 다시 말하면 나이가 많든 적든, 남자든 여자든 상관 없이 수정체가 작은 한 점만큼의 크기라도 혼탁이 있으면 우리는 그것을 백내장이라고 부르는 것입니다. 그림 3부터 그림 8까지는 다양하게 나타나는 백내장의 유형들입니다.

흔히 백내장과 녹내장을 혼돈하는 경우가 많습니다. 아마도 '내장'이라는 단어가 중복되어 사용되기 때문에 그렇지 않나 라고 여겨지는데 실은 둘 사이에 아무 관련이 없는 전혀 다른 질환입니다.

앞서 말씀드린 바와 같이 백내장이란 수정체가 뿌옇게 변하는 병이고 녹내장이란 안구 내의 압력이 정상 범위를 넘어 높아진 결과 시신경이 손상을 받아 시야장애가 나타나는 병입니다.

백내장은 수술로 고칠 수 있고 시력회복이 되지만 녹내장은 수술을 먼저 하는 것이 아니라 약으로 먼저 안압을 정상화시키는 치료를 시도합니다. 그리고 녹내장은 만성질환이기 때문에 백내장과는 달리 마치 고혈압이나 당뇨병처럼 평생 관리를 받아야 합니다.

　백내장 환자가 눈이 하얗게 변하는 것처럼 녹내장 환자들도 눈이 문자 그대로 녹색이 되는 것 아니냐고 생각하시는 분들이 있겠지만 사실 성인에서는 눈이 녹색이 되지는 않습니다. 다만 출생 시 선천성 녹내장이 있는 경우는 눈이 녹색으로 보일 때가 있기 때문에 아마도 그런 이름이 붙여졌을 것이라 생각됩니다.

　그럼 이런 백내장이 우리 국민들 사이에서 과연 얼마나 많이 있을까요? 1992년 충북 중원과 경북 문경지역에서 30년 이상 거주한 40세 이상의 성인 587명을 대상으로 백내장 조사*가 이루어졌습니다. 조사결과 산간마을인 중원에서는 32.8%, 농촌지역인 문경에서는 43.3%에서 백내장이 발견되었고, 각각에서의 연령에 따른 백내장 발견 비율은 60대에 33.3%, 50.3%, 70대에 84.4%, 87.1%이었습니다.

　표 1은 2006년 건강보험심사평가원에서 발표한 백내장

---

*) 신경환, 홍대선, 안상기, 〈우리나라 일부 지역주민의 노인성 백내장의 유병률 및 형태학적 특징에 대한 역학적 조사〉(대한안과학회지, 1992)

수술에 대한 자료입니다. 표에서 보듯이 50대까지는 백내장 수술이 많지 않으며 남녀 비슷하게 발생하다가 60대에서부터 급격히 백내장 수술 건수가 많아지는데, 여자가 남자보다 두 배 더 많이 백내장 수술을 받는 것으로 나타났습니다.

한국실명예방재단이 2003년 전국 53개 지역 65세 이상 노인 7,750명을 대상으로 눈 검진사업을 실시한 결과, 백내장 유병률이 42.8%(3,317명)나 되는 것으로 나타나기도 하였습니다.

백내장,
왜 걸리나?
04
고령이 주원인

🧠 연령

표 1에서처럼 백내장 수술
의 대부분은 60대와 70대인
것으로 알 수 있듯이 연령이 증
가할수록 백내장 발생은 증가
합니다. 그러나 최근 20~30대
와 같은 젊은 연령에서도 백내

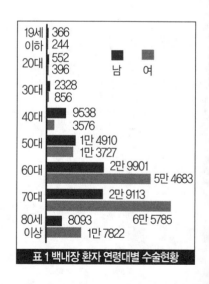

연령	남	여
19세 이하	366	244
20대	552	396
30대	2328	856
40대	9538	3576
50대	1만 4910	1만 3727
60대	2만 9901	5만 4683
70대	2만 9113	6만 5785
80세 이상	8093	1만 7822

표 1 백내장 환자 연령대별 수술현황

장 발생이 증가하는 추세입니다. 통상적으로 백내장 하면 고령에 의해 발생된 백내장을 지칭합니다.

🖲️ 성별

여러 연구에서 성별에 따른 유병률이 조사되었는데, 대부분 남성보다 여성에서 백내장이 더 많은 것으로 나타났습니다. 힐러(Hiller)라는 학자의 연구에 의하면 여성의 유병률이 남성보다 약13% 더 많은 것으로 나타났습니다.

🖲️ 당뇨병

미국의 프레밍햄연구와 미국 국립건강영양조사(NHANES) 연구에서 보고된 바에 의하면, 65세 이하 당뇨병 환자군에서 백내장 발생 위험이 정상인보다 3~4배 가량 증가한다고 하였습니다. 현재까지 당뇨가 있으면 백내장이 증가한다는 것은 기정사실화되어 있습니다.

당뇨가 있는 경우에서의 백내장을 조기에 치료하는 것이 좋으냐, 아니면 나중에 치료하는 것이 좋으냐를 두고 아직 확실히 결론 내려진 것은 없으나 필자의 생각은 조기에 치료하는 것이 여러 모로 장점이 많다고 생각합니다.

왜냐하면 백내장이 진행되면 망막에 나타나는 대표적인 당뇨합병증의 하나인 '당뇨병성 망막증'의 정도를 파악하는데 어렵기 때문입니다. 즉, 뿌옇게 변한 수정체가 앞을 가로막아 눈 뒤쪽의 망막을 관찰하기 어렵기 때문입니다. 또한 늦게 수술한다고 해서 특별히 장점이 없습니다.

과거 알려진 바에 의하면 백내장 수술을 하면 당뇨병성 망막증이 악화된다고 했었는데, 최근 연구에 의하면 백내장 수술 기술이 과거에 비해 눈부시게 발전되었으므로 백내장 수술을 한다고 해서 당뇨망막증이 더 심해지진 않는다는 보고들이 나오고 있습니다. 단, 경우에 따라 수술하기 전에 망막증을 먼저 치료하고 백내장 수술을 받는 것이 좋습니다.

🖐 분만 횟수

　분만을 많이 한 여성일수록 분만을 적게 한 여성보다 백내장에 걸릴 위험이 더 크다고 알려져 있습니다. 어느 한 연구에 의하면 3회 이상 분만한 경험이 있는 군에서 2회 미만으로 분만한 경우보다 더 백내장이 많이 발견되었다고 보고하였습니다.

　그러나 왜 분만 횟수가 많으면 백내장에 걸릴 위험이 많은지는 알려져 있지 않습니다.

🖐 설사

　설사를 갑자기 많이 하는 경우 탈수현상으로 기인하여 수정체 단백질의 변성이 초래되어 백내장의 발생빈도를 증가시킨다고 알려져 있습니다.

　우리나라처럼 먹고 살 만한 나라에서는 보건사업이 잘 되어 있어 급성 대량설사병이 잘 발생되지는 않으나 아프리카나 인도 같은 나라에선 급성 설사로 많은 환자들이 발생되는데 이때 백내장의 발생빈도도 같이 늘어난다는 것입니다.

🤚 술

과음을 하는 경우에도 백내장이 발생된다고 알려져 있습니다. 술을 마시게 되면 알코올의 대사산물인 아세트알데하이드에 의해 독성이 나타날 뿐만 아니라, 알코올대사로 기인한 탄수화물의 대사 및 항산화제의 변화에 따른 간접적인 영향이 백내장의 발생에 영향을 준다고 생각되어지고 있습니다.

🤚 햇빛 노출

햇빛 속에 포함되어 있는 자외선이 특히 눈에 해롭습니

다. 자외선은 태양광의 약5% 정도의 에너지를 담당하는데 자외선에 의해 수정체내 산소유리기가 발생되고, 수정체 상피세포 내의 핵 손상 등에 의해 백내장이 발생됩니다.

최근 자동차나 공장에서 내뿜는 매연, 공해물질로 인해 대기 중의 오존층이 파괴되어 자외선이 걸러지지 않고 그대로 지표에 도달함으로 말미암아 어느 때보다도 자외선에 의한 질병, 특히 피부암 등이 증가하고 있습니다.

백내장도 예외가 아니어서 평균수명 증가에 따른 노령인구의 증가뿐만 아니라, 이러한 환경적인 요인에 의해서도 백내장이 증가 추세에 있다고 볼 수 있습니다.

🔮 흡연

흡연 역시 백내장을 유발시키는 원인으로 여겨지고 있는데, 흡연을 하게 되면 수정체에 산화작용이 증가하여 수정체를 손상시키기 때문입니다.

🧿 스테로이드 약물

보통 관절염이나 만성 전신성 염증 질환이 있을 때 투약하는 대표적인 약물로서 스테로이드제제가 있습니다. 이 약은 거의 만병통치에 가까워서 면역체계가 연관된 질병, 염증성 질환 등에 효과를 발휘합니다. 그래서 의학계에서도 많이 사용하는 대표적인 약물인데, 이 스테로이드제제를 장기 복용하는 경우 눈에 백내장이 올 수 있습니다.

또한 과거 의약분업이 되기 전 이 스테로이드가 들어 있는 안약을 약국에서 쉽게 구입할 수 있었기 때문에 충혈이 자주 되는 사람들이 의사의 처방 없이 약국에서 아무렇게나 구입하여 장기간 눈에 넣음으로 해서 백내장뿐만 아니라 돌이킬 수 없는 녹내장도 동반 발생하여 실명에 이른 경우도 수없이 있었습니다.

다행히 의약분업이 되어 스테로이드가 들어 있는 안약을 구입하기 위해서는 의사의 처방이 있어야 하므로 이제는 그러한 합병증을 많이 볼 수 없게 되어 참 다행입니다.

의약분업되기 전에 진료했던 한 환자분의 얘기를 들려드

릴까 합니다. 약 10여 년 전, 진료실에 남편으로 보이는 남자에 의해 부축을 받으며 들어오는 20대 후반의 여성이 있었습니다.

의사의 직감상 실명된 분인 것 같아 자초지종을 물어보았더니, 자꾸 충혈이 되길래 약국에서 충혈이 없어지는 약을 구입한 후 약 2개월간 점안하였는데 점안 중에도 자꾸 시력이 떨어지는 것 같고 잘 안 보이는 것 같아 괜찮겠지 하고 그냥 지내다가 점점 잘 안 보이게 되어 안과를 방문하였더니 스테로이드가 들어 있는 안약을 장기간 점안하여 '녹내장'이 발생되어 이미 시신경이 다 망가져서 고칠 수도 없다는 판정을 받고서야 사태의 심각성을 깨달았으나 때는 이미 늦어 결국 6개월 만에 양안 다 실명하고야 말았다는 병력을 접했을 때 의사로서 허탈감을 느낄 수밖에 없었습니다.

결국 그 환자에게는 아무것도 해줄 것이 없었는데, 돌아가는 뒷모습을 보면서 느낀 안타까움이란 이루 말할 수 없었습니다.

그 후 언론에 이런 보도가 많이 기사화되면서 이제는 웬만한 국민들은 안약을 함부로 넣으면 안 된다는 것쯤은 알게 되어 좋긴 하나, 아이러니컬하게도 진료실에서 질병치료를 위해 꼭 필요하여 스테로이드를 처방하는 의사에게도 "녹내장, 백내장이 발생될 수 있다고 하는데 써야 합니까?"를 물어보시는 분들이 가끔 있어서 당황스러울 때가 있습니다.

스테로이드를 처방하는 안과의사들은 그 약의 이로운 점과 해로운 점을 모두 이미 알고 있으므로 의사가 처방했다라고 한다면 이로운 점이 더 많기 때문이며 그러므로 안심하고 사용해도 무방합니다. 스테로이드에 의한 부작용이 생기지 않기 위해 의사들은 환자의 눈을 잘 모니터링하는 것에 게으르지 않은 것은 물론입니다.

🖐️ 선천성

태어나면서부터 백내장이 있는 경우를 선천성 백내장이라고 합니다. 태어날 때 아주 정도가 심해 동공이 하얗게 변하여 쉽게 판단이 가능한 정도를 제외하고는 대부분 출생 즉시 발견되는 경우는 많지 않습니다. 대체로 다음과 같은 증상이 있을 때 선천성 백내장을 의심해 보아야 합니다.

- 생후 3개월이 지나도 엄마 눈을 잘 맞추지 못한다.
- 어쩐지 초점이 없어 보인다.
- 눈의 움직임이 매우 규칙적이지 않다.
- 눈의 동공이 하얗게 보인다.
- 눈이 옆을 보는 것 같다.
- TV를 자꾸 가까이서 보려 하거나 눈을 찡그리고 본다.
- 눈앞에 있는 사물을 한 번에 잘 잡지 못하고 헛손질을 한다.
- 부모가 고도의 근시, 원시, 난시 및 사시병력이 있는 경우
- 미숙아로 태어난 경우
- 가족 중에 선천성 백내장이 있었던 경우

보통 엄마들이 아기들의 눈 이상을 알아채는 경우가 많은데, 어쩐지 아이가 눈을 맞추지를 못하고 눈 움직임이 규칙적이지 않으면 아이의 시력 이상이나 특히 백내장을 의심해야 합니다.

수 년 전 필자가 지방병원에 근무할 때, 진료실에 3세 된

쌍둥이 딸을 데리고 온 한 엄마가 있었습니다. 그 엄마는 근심 어린 눈빛으로 아이들을 데리고 와서는 아이들이 시력이 나쁜지 사물을 잘 못 보는 것 같고 눈이 제멋대로 움직인다고 하였습니다. 검사 결과 두 아이 모두 양쪽 눈 모두 백내장이 있음이 발견되었습니다. 깊은 좌절에 빠진 아이들 엄마를 위로하며 수술에 대해 논의하였고 결국 두 아이 모두 각각 두 눈을 수술받게 되었습니다.

수술은 모두 성공적으로 끝났지만 원래 아이들의 백내장은 어떻게 보면 수술 후가 시작이라고 보아도 될 정도로 수술 후에 할 일들이 꽤 많습니다. 성인들이야 수술 후 치료만 잘 받으면 그만이지만 아이들에서는 수술 후에도 성장함에 따라 계속 시력이 변하므로 안경이나 콘택트렌즈를 사용하여 시력관리를 받아야 나중에 약시에 빠지지 않고 정상적인 시력을 유지할 수 있습니다.

두 아이는 너무 어렸기 때문에 수술 전이나 수술 후에도 검사할 때마다 애먹었던 기억이 납니다. 두 아이 모두 검사받기 싫어서, 또 공포심에 진료실에 들어올라치면 모두 울어대는 통에 겨우 달래고 얼러서 검사를 하곤 했습니다.

그 후 몇 년을 경과관찰하며 좋은 시력을 유지하였는데, 그 후론 현재까지 보지 못해서 자못 궁금하기도 합니다.

🧤 외상

둔탁한 물건에 다치거나 뾰족한 물건에 찔렸을 때 백내장이 많이 옵니다. 날카로운 물건에 눈을 찔리는 경우 아주 많은 합병증과 극심한 시력저하로 고통받게 됩니다.

우리 각막은 투명하고 혈관이 없는 조직으로 그 중심부가 0.5mm밖에 안 되며 주변부는 겨우 1mm 안팎의 두께를 가지는 아주 연약하고도 얇은 조직입니다. 그러므로 날카로운 물건에 스치기라도 하면 쉽게 눈이 찢어지는 부상을 당할 수 있습니다. 다행히 눈이 찢어지더라도 겉에만 스치는 정도로 끝나면 다행이지만 눈이 뚫리는 경우는 거의 100% 백내장이 동반된다고 생각해야 합니다.

진료실에서 많이 보는 이런 유형의 외상이 바로 '못'에 의한 손상입니다. 집에서 액자를 걸 경우 벽에 못질을 할 때 보통 손으로 못을 잡고 망치로 두들기는 경우가 대부분일 것입니다. 전문가여서 매일 못질을 하는 분들이야 그럴 리 없겠지만 어쩌다 가장이라는 이유로 못을 잡게 되는 경우가 있는데 이때 문제가 발생됩니다.

못의 머리를 빗겨 때리게 되면 못이 튀는데 그 튀는 속도가 어마어마하게 빨라서 눈 깜박일 새도 없이 눈에 타격을 주어 손상을 입히게 됩니다. 이런 경우 십중팔구는 수정체까지 침범되어 백내장이 발생됩니다.

이렇게 해서 발생되는 백내장은 즉시 오거나 1~2일 만에 오기 때문에 즉시 수술을 요합니다. 필자는 그래서 기회 있을 때마다 집에서 못질할 때는 반드시 손으로 잡지 말고 도구를 이용하여 못을 잡을 것이며, 보호안경을 착용한 후에 작업에 들어가도록 늘 강조하고 있습니다.

둔탁한 물건에 다치는 대표적인 경우가 스포츠를 즐기다 공에 맞거나 아이들이 장난감 총에 넣고 쏘는 비비탄에 눈을 맞는 경우입니다. 특히 어린이들이 비비탄에 맞아 전방에 출혈이 발생되어 오는 경우가 많습니다.

어느 TV에서 보도한 바에 따르면 비비탄이 얼마나 강력한지 웬만한 두꺼운 마분지도 뚫을 수 있다는 것을 실험으로 보여준 바가 있습니다. 이럴 때 오는 백내장은 서서히 오게 됩니다. 며칠 또는 몇 개월에 걸쳐 서서히 오기 때문에 오랫동안 병원 신세를 지게 되는 경우가 많습니다.

🔬 다른 안질환에 이차적으로

포도막염, 급성 녹내장, 안구 수술 후에도 백내장이 생길 수 있습니다. 특히 베체트병과 같은 경우 자주 발생되는 눈 속의 염증과 그 염증을 치료하기 위해서 사용하는 스테로이드 안약 때문에 서서히 백내장이 오게 됩니다.

급성 녹내장처럼 갑자기 안압이 상승되는 경우에 수정체 표면이 손상을 받아 아주 천천히 백내장이 오는 경우가 있습니다. 이럴 때는 보통 백내장과 녹내장을 동시에 수술하기도 합니다.

| 모네와 백내장 |

인상주의의 거장 클로드 모네의 작품전이 서울시립미술관에서 열리고 있을 때 필자도 작품전 관람 대열에 동참해 전시회를 다녀왔습니다.

모네는 사물이 자연광을 받았을 때 일어나는 변화를 매우 섬세하고 정확하게 포착해 '빛의 화가' 라는 화려한 수식어가 붙어 있습니다. 그의 대표작 '수련' 을 보면 화면 가득 햇빛으로부터 생동감을 부여받으며 펼쳐진 수련의 자태에 눈이 부셔올 정도입니다.

그런데 이 빛의 화가 모네가 인생 말기에 백내장으로 고통받아 화풍에도 영향이 있었다고 합니다. 세계 화단에 큰 영향을 미치고 높이 평가받기도 한 흐릿함과 노란색이 감도는 녹색의 어둡고 둔탁한 음영의 독특한 화풍은 특히 백내장 후유증으로 인한 것이라는 설이 제기되고 있습니다.

그림 9는 백내장으로 고생하기 전인 1899년 '일본식 다리' 라는 작품이고, 그림 10은 백내장을 앓은 후 같은 대상을 그린 작품입니다. 그가 고도의 예술성을 추구하여 고안한 화풍이 아니라 백내장으로 흐려진 시야 때문

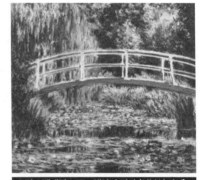

그림 9 백내장으로 고생하기 전의 '일본식 다리'

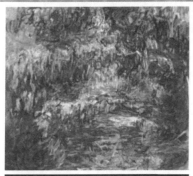

그림 10 백내장을 앓은 후 그린 '일본식 다리'

이었으리라는 추측입니다. 모네의 위대함에 흠을 내자는 이야기가 아니라 단지 후기 화풍에 대한 의심이 '아니 땐 굴뚝에 연기 날 리 없다'는 정도의 얘기를 해보자는 것입니다.

백내장 수술이 주 전공인 안과의사의 입장에서 모네의 대표작들을 바라보면 그에게 지워진 혐의가 그리 틀리지 않을 수 있겠다는 생각이 듭니다. 모네의 작업환경과 조건을 면밀하게 살펴보면 볼수록 심증은 더욱 굳어집니다.

모네의 일생을 살펴보면 곳곳에 백내장이 생길 수밖에 없는 정황들이 잠재해 있습니다. 우선 인상주의 화가들은 시간의 흐름과 함께 변화하는 빛과 색채를 그대로 그리고 싶어했습니다. 모네 역시 하나의 주제에서 끊임없이 흐르고 있는 시간의 움직임을 붙잡아 두고 싶어했습니다. 파리 오랑주리 미술관 벽면을 꽉 채운 대작 수련에는 이런 점이 압권으로 드러납니다.

그런데 이렇게 그림을 그리기 위해서는 오랜 시간의 관찰이 필수적으로 따라야 합니다. 이는 그가 하루의 대부분을 야외에서 햇빛을 보며 지냈음을 의미하게 됩니다.

또 수련은 연못에서 자라는 식물입니다. 풀밭의 반사율이 1이라면 수면은 5~10%에 이릅니다. 검은 옷이 2, 소나무 숲이 1~2, 베니어합판이 7% 정도인데 이와 비교하면 상당히 높은 수치입니다. 태양광선은 지표에 도달하면 반사되는데 반사율이 높은 곳에서는 자외선의 영향이 상대적으로 큽니다. 게다가 모네의 성장환경도 백내장의 주요 유발 요인으로 꼽히는 햇빛 조사량과 밀접합니다. 모네는 해안도시에서 유소년기를 보냈습니다. 영불해협에 면한 무역항 '르아브르'라는 도시에서 청소년기까지 지냈습니다. 해안가는 백내장을 유발하는 자외선이 특히 많이 내리쬐는 곳입니다.

모네의 전기를 보면 학업에 그다지 관심이 없어 바닷가 절벽에 기어올라 물에 발을 적시며 놀곤 했다고 합니다. 인상파 연구가로 프랑스에 머물며 화가의 흔적을 좇아 글을 썼던 일본의 사사키 아야코 여사는 다채로운 바다를 바라보며 모네는 자연스럽게 화가로서의 소양을 익히며 성장을 했고, 이런 체험들이 일생의 그림 속의 테마가 되었다는 견해를 밝히고 있습니다.

또 한 가지 결정적인 것은 모네는 장수를 했다는 점입니다. 백내장이 발견된 시기가 70세 전후이고 수술을 받은 때가 83세였습니다. 백내장이 노년에 오는 질병이라는 점을 상기할 때 아마도 백내장 발병은 피할 수 없었던 것으로 여겨집니다.

수술을 받기 직전 모네의 시력은 왼쪽이 0.1, 오른쪽은 빛만 겨우 분간할 수 있는 시력이었습니다. 이 정도면 작품 활동을 하는 데 있어서 상당한 지장이 있었을 것입니다. 즉, 한 눈만 사용할 수밖에 없기 때문에 원근의 느낌을 효과적으로 가지기 어려웠을 것으로 추정됩니다. 그 한 눈마저도 역시 백내장이 있었으므로 사물이 뿌옇게 보이면서 상이 왜곡되게 보였을 것입니다.

1923년 1월 10일, 모네는 프랑스 파리의 유명한 안과의사인 쿠틀라에 의해 두 단계에 걸친 백내장 수술을 받았습니다. 오른쪽 눈 백내장 수술 중 첫 번째인 홍채절제술이 시행되었고, 30일 뒤 백내장을 제거하는 수술이 시행되었습니다. 수술 후 3일 동안 꼼짝없이 침대에만 있어야 했던 모네는 첫 번째 수술 후 약 한 달 열흘이 되어서야 퇴원하게 됩니다.

이 당시의 백내장 수술은 검은자위와 흰자위 경계부위에 약 12mm 이상의 큰 절개를 가한 후 백내장에 걸린 수정체를 통째로 빼내는 방법인 이른바 '수정체 낭외적출술'이 이용되었습니다. 이 방법은 현재의 백내장 수술과는 많은 차이점이 있습니다.

현대의 백내장 수술은 초음파라는 매개체를 이용하여 2.8mm 의 작은 절개를 통해 빨대 같은 도구를 눈 안에 넣어 백내장을 빨아냅니다. 전체를 들어내는 수술만이 가능했던 그때와는 크게 다릅니다. 수술도 두 단계가 아닌 한 번으로 끝납니다.

모네가 한 달 넘게 입원해야 했던 것에 반해 요즘은 입원 없이 하루에 끝나고, 집에 가서도 침대에 누워 있을 필요가 없습니다. 수술 후 다음 날부터 좋은 시력이 나오고 대부분의 일상생활이 가능합니다. 그 당시와 지금의 백내장 수술의 가장 큰 차이점은 '인공수정체'의 존재 여부입니다. 그 당시엔 백내장 수술을 성공적으로 끝냈다 하더라도 수술 후 좋은 시력을 얻기가 어려웠습니다. 백내장을 제거하고 그 자리에 깨끗한 인공수정체가 들어가 주어야 좋은 시력이 나오는데 그때는 인공수정체가 개발되기 이전이었기 때문입니다.

인공수정체는 1949년에 발명이 되었지만 1970년대가 되어서야 비로소 널리 사용되기 시작하였습니다. 모네의 눈에 인공수정체가 삽입되지 않았으므로, 수술 후에도 시력이 제대로 나오지 않았던 게 당연했습니다. 세상이 모두 노랗게 보이기도 하고 청색으로 보이기도 하는 등의 색 감각에 있어서 큰 혼란이 야기되었습니다. 모네는 두 번의 수술 후에도 원인이 규명되지 않은 합병증으로 세 번째 수술을 받게 됩니다. 그 해 7월에 쿠틀라가 기술한 바에 의하면 모네의 눈 상태는 좋다고 되어 있으나 그래도 낮은 시력으로 고생하기는 매한가지였습니다. 수술에 불만족한 모네는 반대쪽 눈의 백내장 수술을 거부하게 됩니다.

수술 후 다른 안과의사인 마와스의 처방에 따라 안경을 처방받아 어느 정도의 시력을 회복합니다. 이때 사용되었던 안경렌즈가 독일 자이스 제품으로 이 자이스는 현재 광학기계에 관한 한 최고의 제품을 생산하는 회사로 알려져 있습니다. 어쨌든 인공수정체가 없던 시절에 시력교정의 유일한 수단이 안경이라는 점을 감안하면 모네는 안경 덕을 꽤 많이 보았을 것입니다.

백내장이 모네로 하여금 사물을 보는데 어떻게 영향을 미쳤는지는 지베르니 정원의 '일본식 다리'를 그린 1899년, 1918년, 1918~1924년에 그려진 3개의 작품을 비교하면 여실히 드러납니다. 백내장으로 진단되기 전인 1899년 작품에선 빛과 그림자가 잘 표현되어 있고, 물 위에 투영된 나뭇잎의 모습이 세밀히 그려져 있는 반면 1918년 작품에선 다리의 형체도 분간이 힘들 정도의 추상적인 모습으로 변해 있습니다. 마지막 작품에선 도무지 다리라고 할 수 없는 추상적인 형태로 그려져 있습니다.

물론 그렇게 어둡고 흐려진 눈으로도 새로운 화풍의 작품을 그려낸 모네가 새삼 대단하다는 생각이 듭니다. 듣지 못하던 베토벤이 불후의 명곡을 남긴 것에 비교할 수 있겠습니다.

모네가 요즘에 시행되는 첨단 백내장 수술을 받았으면 어땠을까요? 아무 고통 없이 수술을 받았을 것이고, 수술 후 다음 날부터 깨끗한 세상을 보게 되어 신나게 붓을 들었을 것입니다. 인공수정체도 노안이 한꺼번에 교정되는 특수 인공수정체가 사용되어 먼거리에 있는 일본식 다리, 연못, 수련과 가까운 거리의 물감, 캔버스 등이 모두 잘 보였을 것입니다.

백내장 걸린 눈으로 겨우겨우 그려냈던 '일본식 다리'를 수술 후 다시 보았다면 모네가 무슨 생각을 했을까요. '내가 지금까지 잘못 그렸군'이라고 생각해서 폐기하고 밝고 환한 화풍의 다리를 그리지 않았을까요?

밝은 빛의 화가 모네이기 때문에 가져보는 생각입니다.

백내장의
증상
침침하거나 뿌옇게 보인다

05

👁 눈이 침침하다

　백내장의 가장 초기 증상은 눈이 침침해지는 것입니다. 침침한 것이란 사물이 뚜렷하게 보이지 않고 약간 겹쳐 보이는 듯한 느낌을 말합니다.

　이 침침한 증상은 갑자기 오게 되는데 자꾸 손을 눈으로 가져가게 되고 조금 있으면 괜찮겠지 라고 흔히 무시하게 됩니다. 그러나 침침한 것이 잦아지게 되므로 안경을 바꾸기도 하고 눈을 씻기도 합니다만 좀처럼 증상의 호전을 느끼지 못하게 됩니다.

하지만 일상생활하는 데는 크게 불편하지 않기 때문에 병원을 방문하는 대신 그냥 지나는 경우가 많습니다. 사람에 따라서 다르지만 보통 이 상태로 수 개월 지내게 됩니다.

🙌 안개 낀 것처럼 뿌옇게 보인다

침침한 증상이 오래 지속되다 보면 이제 세상이 안개가 낀 것처럼 뿌옇게 보이게 됩니다. 역시 자꾸 손을 눈으로 가져가게 되어 눈을 비빈다든지 하나 쉽게 증상의 호전은 없습니다.

이 경우 한 눈에만 백내장이 오게 되면 쉽게 양안의 차이를 느끼게 되어 무엇인가 눈에 병이 생겼음을 알게 되지만, 양안에 백내장이 오게 되면 차츰차츰 진행되기 때문에 잘 느끼지 못하는 경우도 있습니다. 밝은 곳이나 어두운 곳이나 모두 안개가 낀 것처럼 보입니다.

어떤 분들은 마치 김이 서린 안경을 통해 세상을 보는 것처럼 뿌옇다고 하시는 분들도 있는데, 이 단계가 되면 백내장이 꽤 진행되었다고 보아도 무방합니다.

보통 앞서 말씀드린 침침한 증상이나 뿌옇게 보일 때 병원을 방문하는 경우가 많습니다.

🔮 사물이 이중으로 보인다

사물이 이중으로 보이는 경우 보통 사시를 생각하기 마련입니다. 그러나 사시로 인해 이중으로 겹쳐 보일 때는 두 눈으로 볼 때 생기는 현상입니다. 한 눈으로 볼 때는 아무리 사시가 심하다 할지라도 이중으로 겹쳐서 보이지는 않습니다.

그러나 백내장이 있으면 한 눈으로 보아도 이중 복시현상을 느낄 수가 있는데 이럴 때는 백내장을 의심해 보아야 합니다.

🙌 시력이 저하된다

　당연히 백내장이 오면 시력이 떨어집니다. 병의 초반부에는 시력저하가 크지 않지만 점점 시간이 지나면서 시력은 떨어지게끔 되어 있습니다. 먼거리나 가까운 거리 모두 시력이 떨어집니다.

　특히 연세 드신 분들은 노안이 와있기 때문에 책이나 신문을 볼 때 어려움을 느끼는데, 백내장이 오면 더욱 시력이 저하되어 책이나 서류, 핸드폰 등을 볼 때 매우 큰 어려움을 겪게 됩니다.

🙌 어두운 곳이나 실내에선 잘 보이나 햇빛에 나가면 더 안 보인다

　수정체의 혼탁이 수정체의 중심부에만 두껍게 있고 주변부에는 약하게 있거나 없을 경우 생길 수 있는 증상입니다. 그림 7에서 보는 백내장 형태가 전형적으로 이 경우에 해당

됩니다.

밝은 곳에서는 조리개 역할을 하는 동공이 작아지므로 상대적으로 동공 뒤에 있는 혼탁이 차지하는 면적이 넓어지게 되지만, 어두운 곳이나 실내에 들어오게 되면 동공이 자연적으로 확장되므로 상대적으로 수정체의 혼탁이 차지하는 면적이 작아져 나머지 부분으로 보는데 필요한 빛이 충분히 눈 안으로 들어오게 되므로 밝은 데서 보다는 조금 낫다고 느껴지는 것입니다.

🏅 골프공이 잘 안 보인다

요즘 스포츠로 골프를 즐기시는 분들이 많이 늘어났습니다. 진료실에서 흔히 말씀하시는 증상 중의 하나가 "남들은 다 잘 보이는데 나만 골프공이 잘 안 보인다"고 하는 것입니다. 이것은 백내장으로 인하여 '대비감도'가 떨어지기 때문입니다.

대비감도라 함은 예를 들어 두 장의 도화지 중 한 장은 약간 덜 회색이고 다른 한 장은 약간 더 회색일 때 이의 차이를 구분해내는 능력입니다. 즉, 두 개의 대비가 되는 물체를 잘 구분하는 능력을 지칭합니다. 대비가 100%인 경우는 아주 까만색과 아주 하얀색으로 대비가 아주 잘 되어 쉽게 차이를 구분할 수 있습니다.

그러나 대비가 10%라고 한다면 두 개의 대비되는 물체가 어느 것이 더 검고 어느 것이 덜 검은지를 구분하기란 쉽지 않죠. 백내장이 있을 때 바로 이 대비차이를 검출해내는 능력이 떨어지므로 맑은 하늘에 하얀 공이 떠 있어 대비가 잘 되는 상황이어도 구별하지 못하게 되는 것입니다.

🖐 돋보기 없이도 글씨가 잘 보이게 되었다

진료실에서 "백내장이 왔습니다"라고 말씀드리면 어떤 분들은 "나 돋보기 없이도 잘 보이는데요?"라고 좋은 시력을 가진 것처럼 의기양양해 하는 분들을 가끔 봅니다. 평상시 사용하던 돋보기 없이도 글씨가 잘 보이게 되어 이제 시력이 좋아졌구나 라고 좋아하실 수도 있지만, 그것은 실제로 시력이 좋아져서 그런 것이 아니라 백내장 때문에 그런 증상이 발생됩니다.

백내장 중에서도 핵성 백내장이 오게 되면 수정체의 전체적인 굴절력이 향상되어서 근시가 발생되므로 예전에는 잘 안 보였던 가까운 거리에 있는 글씨가 잘 보이게 되는 경우가 종종 발생됩니다.

그림 8에서 보는 백내장이 핵성 백내장입니다. 이런 경우에는 물론 가까운 거리는 잘 보일지라도 멀리 볼 때 침침하고 멀리 있는 사람의 얼굴을 분간 못하는 경우가 많으므로 치료를 받아야 합니다.

● 색깔이 왜곡되어 보인다

백내장이 있으면 시야가 노르스름하게 보이는 경우가 있습니다. 그래서 원래의 색감을 느끼는데 있어 장애가 되곤 합니다.

백내장 수술을 하고 난 후 세상이 약간 푸르스름하게 보인다는 말을 환자로부터 듣는 경우가 있는데, 이는 백내장으로 인하여 푸른 빛이 차단되어 약간 노란 세상에 길들여져 있다가 백내장 수술 후 정상으로 돌아왔을 때 갑자기 푸른색이 많아짐에 익숙해지지 않아서 나타나는 현상입니다.

얼마 전 백내장 수술을 해드린 어느 중년 부인은 수술 후 모든 색감이 그대로 드러나 보여 세상이 아름답다는 것을 새삼 느꼈다고 하십니다.

🌀 심하면 실명

백내장 치료를 차일피일 미루다보니 치료시기가 지연되어 실명 상태로 내원하는 경우를 가끔 봅니다. 보통 한 쪽 눈에만 백내장이 온 경우 치료시기가 늦어질 수 있는데, 왜냐하면 다른 한 쪽이 잘 보이므로 저 기능에 익숙해지기 때문입니다. 실명 상태가 되었을 때 문제는 오래된 백내장으로 인해 합병증이 온다는 사실입니다.

대표적인 것이 녹내장인데 수정체 자체가 부풀어 올라 눈 속의 영양수가 빠져나가는 길을 막아 녹내장이 생길 수도 있고, 백내장 자체가 녹아 흐물흐물한 액체 상태가 되어 이 액체의 미세한 입자들이 백내장으로부터 빠져나와 역시 영양수가 빠져나가는 길을 막을 경우 녹내장이 발생될 수도 있습니다.

이렇게 되면 안압이 급작스럽게 올라 두통, 안통과 더불어 오래 방치할 경우 시신경 손상까지도 올 수 있습니다.

물론 실명 상태가 되었다 하더라도 영구히 수술이 불가능한 것은 아닙니다. 수술이 가능하지만 백내장이 오래된 만큼 수술이 더 어렵고 복잡하고 회복되는 데 시간이 오래 걸릴 뿐만 아니라 수술 중이나 수술 후에 합병증의 발생 위험이 증가합니다.

그러므로 백내장이 있으나 생활하는데 불편함이 없다 하여 백내장을 방치할 것이 아니라 속히 치료하여 합병증이 발생되지 않도록 하는 것이 좋습니다.

백내장, 어떻게 진단하나?

10초면 끝나는 진단과정

06

백내장을 진단하는 것은 어렵지 않습니다. 안과에 가시면 기본적으로 안과의사들이 보는 세극등 현미경이라는 기구가 있는데 마치 내과의사의 청진기 같은 역할을 하는 기구입니다.

이 세극등 현미경으로 들여다 보면 백내장이 있는지 없는지 금방 알 수 있습니다. 단, 세극등 현미경 검사를 위해선 두 눈에 동공을 크게 해주는 검사용 안약을 넣고 약 30분 후 검사를 시행하게 되는데, 이는 보다 더 정확한 검사를 위해서입니다. 즉, 동공을 크게 하지 않고 평상시 상태로 눈을 보면 동공으로 보이는 수정체만을 볼 수밖에 없기 때문에 정확하지 않을 수 있는 반면에 양안 동공을 확대하고 보게 되면 수정체의 거의 모든 면이 다 보이기 때문에 어디에 백내장이 있고 정도는 어떤지를 쉽게 파악할 수 있습니다.

하지만 이렇게 백내장이 진단되었다고 다 끝난 것은 아닙니다. 혹시 시력저하가 다른 원인으로 기인한 것은 아닌지를 확인해 보아야 합니다.

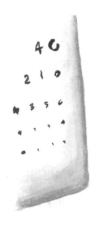

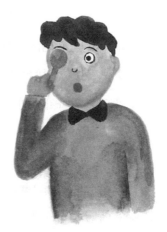

시력저하는 백내장 외에도 카메라의 필름 역할을 하는 망막과 텔레비전의 전깃줄 역할을 하는 시신경, 눈 속을 채우고 있는 유리체 등에 병이 있을 때도 발생될 수 있기 때문에 이들이 이상이 없는지를 확인하는 검사를 받아야 합니다. 백내장 외에 이런 조직들이 이상이 있을 때는 치료 가능한 경우는 빠른 시간 내에 치료가 되어야 함은 물론입니다.

가끔 진료실에서 백내장이 있어 수술을 해야 하나 시력이 안 나올 것으로 예상되어 잘 보기 위해서가 아니라 합병증 방지 목적으로만 백내장 수술을 하는 경우가 있습니다. 이런 경우는 기타 다른 안구 조직과 특히 망막이나 시신경에 이상이 있어서 그런 이유가 제일 많습니다.

현재의 시력저하가 백내장 때문만은 아닌 다른 질병 때문이므로 백내장은 치료하지 않아도 된다고 생각하는 것은 잘못된 생각입니다. 앞서 언급한대로 백내장을 치료하지 않으면 백내장으로 인한 합병증으로 어차피 수술을 해야 하기 때문입니다.

몇 년 전 70세 되신 한 노신사가 한 쪽 눈 통증을 호소하며 내원하였습니다. 검사결과 왼쪽 눈에 아주 말기의 백내장이 있었고, 그 백내장으로 안압이 급격히 상승하여 21 mmHg를 넘어서는 아니 되는 안압이 무려 60까지 측정이 되었습니다.

이 노신사는 2일 전부터 갑자기 눈이 더 안 보이게 되고 머리와 눈 주위가 뻐근하게 아프다는 말도 덧붙였습니다. 백내장은 수정체의 혼탁을 유발할 뿐만 아니라 혼탁이 되면서 수정체의 두께도 커지므로 이 두꺼워진 수정체가 눈 속을 흐르는 방수의 경로를 막아 급성 녹내장이 나타났던 것입니다.

이런 경우는 즉시 수술해야 안압도 떨어지고 시력도 좋아질 수 있어 급히 응급수술을 시행하였습니다. 수술하는 동안에 벌써 환자는 머리가 안 아프기 시작한다는 말을 하였고, 수술이 끝났을 때는 눈도 안 아프고 두통도 좋아졌다며 기쁘게 퇴원하였습니다. 다음 날 오셨을 때 시력도 좋아졌음은 물론입니다.

백내장, 어떻게 치료하나?

07

근본적인 치료는 수술

백내장은 크게 두 가지 방법으로 치료합니다. 첫째는 약물치료입니다. 백내장을 예방 내지는 진행억제 목적으로 안약의 형태로 투약합니다. 먹는 백내장 억제제도 있지만 잘 사용되지는 않습니다. 가장 많이 사용되는 것은 항산화제를 이용한 안약입니다.

항산화제라 함은 수정체 속에서 발생되는 유해산소를 없애는 기능을 하는 약제입니다. 눈 속에서 발생한 유해 산화물질인 과산화수소수의 독성을 수정체 상피가 제거하지 못하며 수정체내의 세포가 손상되어 백내장이 발생된다고 알려져 있습니다. 항산화제로는 주로 요오드 계통이 많이 사용되고 있는데 이 범주에 속하는 약제는 '큐아렌', '비트리오렌트', '루비오비트' 와 같은 안약들이 있습니다. 그 외 항산화제로 피레녹신 제제인 '가리유니', '카타린' 과 같은 약들이 있습니다.

그러나 이 백내장 안약의 효과에 대해서는 크게 기대를 하지 않는 것이 좋습니다. 왜냐하면 안약을 넣어도 백내장이 진행하기 때문입니다. 사람에 따라서는 이 약제들이 효과를 발휘하여 백내장 수술을 늦추는 경우도 있으나 대부분은 안약을 열심히 점안한다 하여도 진행할 백내장들은 진행하기 때문에 과신할 필요는 없습니다.

둘째 치료방법은 수술입니다. 최근 백내장 수술의 기법이 눈부실 정도로 발전했기 때문에 근본적인 방법인 수술로 백내장을 고치는 것이 기본으로 되어 있습니다.

과거 백내장 수술의 기술이 충분히 발달되지 않았을 때는 가급적 수술시기를 늦추다가 아주 말기에 가서야 수술을 시행하곤 하였습니다. 그리고 입원기간도 길고 시력회복도 더디고 통원치료 기간도 길었기 때문에 수술에 따라 불편한 점이 많았습니다.

그러나 최근의 백내장 수술은 눈부시게 발전하여 과거와 비교할 수 없을 정도가 되었습니다. 이제는 입원할 필요가 없게 되었고 시력은 다음 날부터 회복이 되며 통원기간도 짧아져서 일상생활에 다음 날부터 복귀되므로 평상시 생활에도 영향을 주지 않습니다.

이렇게 많이 발전하게 된 백내장 수술에 대해서는 2부에서 자세히 알아보도록 하겠습니다.

2부
백내장 수술

백내장 수술의 역사
01
인도에서 비롯

서기 30년경 셀수스란 사람에 의하면 고대시대에도 동공이 하얗게 되는 백내장이 있음을 알고 있었는데 체액이 응축되어 발생된다고 생각하였습니다.

백내장이란 말을 처음 사용한 사람은 1018년 콘스탄티누스 아프리카누스란 아랍의 안과의사이자 승려로 폭포 주위에 생기는 물안개라는 뜻으로 사용하였습니다. 아마도 눈이 하얗게 보이는 것이 물안개 속에서 보는 것처럼 보인다 해서 붙인 이름일 것입니다.

최초의 백내장 수술은 기원 전 600년경 인도의 외과의사인 수스루타에 의해 기술되었는데 '카우칭'이란 방법을 사용했습니다.

이 방법은 환자를 앉혀 놓고 보조자는 뒤에서 환자의 머리를 붙잡고 의사는 환자 앞에서 위치하는데 환자 눈에 가느다란 주사침을 찔러 넣어 백내장에 걸린 수정체를 통째로 눈 속으로 빠뜨리는 방법으로 환자가 이제 빛이 보이기 시작한다고 하면 수술이 성공한 것으로 간주되어 수술을 종료했던 원시적인 방법이었습니다.

백내장이 수정체란 존재의 혼탁 때문에 기인한다는 사실은 18세기 들어서야 알게 되었습니다. 이 카우칭이란 원시적인 방법은 무려 1900년대 초반까지도 시행되었습니다. 사실 1753년 프랑스 안과의사인 다비엘이 그 당시 아주 혁신적이었던 '수정체 낭외적출술'이란 방법을 개발하여 발표하였는데 주목을 끌지 못했었습니다.

그러나 이 방법은 후에 발전되어 필자가 레지던트였던 시절에도 시행되었던 '수정체 낭외적출술'의 모태가 되었습니다.

1960년 전후해서 현대적 의미의 수정체 낭외적출술이 시작되었고 1967년 혁신적인 '초음파 유화흡인술'이 미국의 켈만에 의해 발명되어 현재까지 백내장 수술의 표준이 되고 있습니다.

인공수정체의
역사

영국의 리들리 경이 발명

　인공수정체가 없었다면 아마도 현재와 같은 백내장 수술 자체가 존재하지 않았을 것입니다. 그만큼 백내장 수술에서 인공수정체가 차지하는 위치는 절대적이라 하겠습니다. 일례로 뒤에 설명할 초음파 유화흡인기가 없더라도 백내장 수술은 가능하지만 이 인공수정체가 없으면 수술 자체가 성립될 수 없습니다.

　문헌에 의하면 최초의 인공수정체에 대한 기록은 1795년경에 처음 원시적인 인공수정체가 사용되었다고 기술되어 있으나 워낙 원시적인 디자인 때문에 큰 효과를 발휘하지 못했다고 합니다. 그러다가 1950년경에 영국의 해롤드 리들리 경에 의해 제대로 된 인공수정체가 개발되기에 이릅니다.

이 리들리 경이 처음에 인공수정체를 개발하게 된 계기가 이채롭습니다. 1948년 리들리 경이 런던의 세인트토머스 병원에서 안과의사를 하던 때였습니다.

어느 가을날 평상시와 다름없이 백내장 수술을 하고 있었는데 그때 당시는 인공수정체라는 것이 존재하지 않아서 백내장만 제거하고 그냥 닫는 것이 표준 수술법이었던 시절이었습니다.

같이 수술을 참관하던 한 의과대학생이 "수정체를 제거했는데 왜 그 자리에 수정체를 넣지 않습니까?"라고 질문을 던졌습니다. 이에 대답이 궁했던 리들리 경은 그 자리에서 얼버무릴 수밖에 없었지만 이 질문에 의해 리들리 경은 후에 인공수정체를 생각해내게 됩니다.

그는 2차 세계대전 당시 공군병원에 근무할 때 한 공군 전투기 조종사가 전투 중 조종사석 유리창의 한 파편이 눈에 들어갔으나 아무런 염증반응을 나타내지 않았던 것을 기억해내어 그 유리창과 똑같은 재질로 인공수정체를 제작하기에 이릅니다.

이런 노력으로 말미암아 1949년 4월 29일 42세 여성에게 역사적인 인공수정체 삽입술이 처음 시행되었습니다. 해롤드 리들리 경은 인공수정체를 개발한 공로로 2000년 영국 여왕으로부터 기사 작위를 수여받았습니다.

이 당시 사용된 인공수정체는 양면이 볼록한 렌즈의 형태로 눈 속에서 충분한 지지가 되지 않아 중심이탈과 렌즈 위치 이상을 자주 보여 백내장이 있던 자리에 위치하는 대신 홍채 앞에 위치하도록 렌즈가 설계되어 전방인공수정체 사용의 시발을 알렸습니다.

참고로 홍채를 기준으로 그 앞에 위치하면 전방인공수정체, 그 뒤에 위치하면 후방인공수정체란 용어를 사용합니다. 그러다가 앞의 두 인공수정체의 단점을 보완한 홍채지지 인공수정체가 개발되었으나 여러 가지 문제점들이 있어 다시 개량된 전방인공수정체 시대로 전환되었습니다.

1980년대 들어와서 후방인공수정체가 다시 개발되어 현재까지 지속되고 있는데, 1990년대부터 획기적으로 접는 인공수정체가 개발되어 수술 시 절개를 반으로 줄이게 되어 현재는 약 3. 5mm 내외로 수술을 시행할 수 있게 되었습니다.

그 후 2000년대 들어서 백내장 수술 후 가까운 거리가 잘 안 보이게 되는 단점을 보완하고자 조절형 인공수정체와 다초점 인공수정체가 개발되었거나 개발 중에 있습니다. 유럽의 Accomodative 1CU나 미국의 크리스타렌즈, 레스토어, 리줌렌즈 등이 이미 개발되어 현재 임상에서 활발히 사용되고 있습니다. 이들에 대해서는 나중에 자세히 다루도록 하겠습니다.

백내장 수술, 언제 하면 좋은가?

03

일상생활이 불편할 때 최적기

백내장이라고 일단 진단을 받은 경우 언제 수술해야 하나라고 고심하게 됩니다. 백내장은 맹장염처럼 빨리 수술해야 하는 응급상황이 아니므로 언제 하는 것이 좋을지 모르는 경우가 많습니다.

심지어 이에 대한 해답을 찾고자 안과병원마다 돌아다녀도 답이 제각각인 경우도 있습니다. A라는 병원에서는 아직 때가 안 되었다고 하고 B병원에서는 지금 해야 한다 하고, 왜 의사들마다 말이 다른지 의아스러울 때도 있습니다.

이렇게 똑같은 환자를 놓고 의사들마다 판단이 다른 이유는 의사들이 갖고 있는 기준이 제각기 다르기 때문입니다. 어떤 의사들은 0.3을 기준으로 하고, 어떤 의사는 시력과 상관없이 심하다고 판단되면 수술을 하라고 합니다.

결론적으로 수술의 시기는 환자가 얼마나 불편함을 느끼느냐에 따라 달렸다고 봅니다. 백내장이 있다 하더라고 생활하는데 불편함이 거의 없다면 조금 더 있다가 수술해도 무방합니다.

그러나 백내장으로 말미암아 어떤 형태로든지 살아가는 데 있어서 불편함을 느낀다면 수술을 서두르는 것이 좋습니다. 똑같은 백내장 정도라고 해도 사람에 따라, 그리고 그 사람이 처해 있는 환경에 따라 수술 여부가 결정됩니다.

예를 들어 백내장이 와서 똑같이 시력이 0.5라 하더라도 건축디자이너나 패션디자이너와 같이 아주 미세한 시력을 요구하는 직종에 계신 분들은 조기에 수술해야 하는 반면에 주부와 같이 그렇게 미세한 시력을 요구하지 않는 경우에서는 아주 불편하지 않는 한 조금 더 있다 수술해도 무방합니다.

요즘과 같이 백내장 수술이 많이 발전된 시점에서도 "백내장이 익어야 수술하나요?"라는 질문을 받습니다. 과거에는 백내장이 충분히 익을 때까지 기다렸다가 수술하는 경우가 많았기 때문에 아직도 그 영향이 남아서 그런가 봅니다. 즉, 백내장이 어느 정도 익어야 수술이 가능하다는 이야기는 백내장 수술기법이 발전되기 전 시절의 얘기입니다.

뒤에 나오겠지만 '초음파 유화흡인술'이란 기법이 개발되기 전에는 백내장 수술 시 눈을 약 12mm 정도 째고 백내장을 통째로 빼냈기 때문에 그만큼 조직 손상도 많았고 수술 후 시력회복도 더디고 시력도 잘 나오지 않았습니다. 그러므로 안과의사가 환자에게 섣불리 수술하자는 말을 하지 못했습니다.

예를 들면 원래 시력이 1.0으로 나오다가 0.5로 떨어진 백내장 환자에게, 백내장 수술을 하더라도 시력이 0.4정도밖에 나오지 않는다면 그 환자에게 수술을 권할 수 없었던 것입니다.

즉, 수술 후 시력이 더 떨어질 수 있기 때문에 가급적 수술시기를 뒤로 잡아 수술 전 시력이 0.1정도 나오면 수술 후에는 0.4로 좋아지는 것이므로 그제서야 비로소 수술을 권했기 때문에 백내장이 익어야 한다는 말이 생겨난 것입니다. 백내장이 무슨 감나무의 감이 아닐진대 익어서 따야 할 이유가 없습니다.

그러므로 백내장 수술의 시기를 잡는 데 있어 무엇보다 중요한 것은 의사와의 충분한 상담입니다. 자기가 지금 어떤 일을 하고 있는지, 자기가 처한 상황에서 요구되는 시력은 어느 정도인지, 그리고 얼마나 불편한지를 의사와 충분히 상의한다면 좋은 시기를 택하는 데 있어서 큰 도움을 받을 것입니다.

이런 경우엔
의사가 고생한다?

04

여러가지 안질환이 동반되었을 때

거의 모든 경우에서 백내장 수술은 가능합니다만, 몇몇 경우에서는 백내장 수술을 받음에 있어 의사가 꽤 고생스러운 경우가 있습니다. 단순히 백내장만 있는 것이 아니라 여러 가지 안질환이 동반되었을 때가 그렇습니다.

베체트병 등에서 생기는 포도막염을 장기간 앓아 온 경우 홍채가 수정체에 붙어 동공이 잘 안 커지는 경우가 있습니다. 수술 전에 안약을 넣어 동공을 확장하는 것이 성공적인 수술의 관건인데, 동공이 잘 안 커지는 경우 의사들이 난감해 할 수 있습니다.

물론 이럴 때는 동공을 수술 중 확장할 수 있는 방법이 얼마든지 있긴 하지만 우선 수술 전에 의사들은 '이번 수술은 쉽지 않겠구나!' 라고 생각하게 합니다.

녹내장을 오랫동안 앓아 온 경우도 마찬가지입니다. 최근에는 잘 사용하지 않습니다만 필로칼핀이란 약이 과거에 녹내장 치료제로 사용되었었는데, 이 약은 안압을 잘 내리기는 하지만 원래 약의 특성상 동공을 작아지게 합니다.

오랜 기간 동안 이 약물을 사용하면 수술을 위해 동공을 확장시키려고 해도 잘 확장이 안 되는 경우가 많습니다. 이런 경우 마찬가지로 안과의사들을 긴장시키게 됩니다.

각막염이 있어서 각막혼탁이 있는 경우도 역시 안과의사들을 어렵게 합니다. 혼탁이 있으면 수술시야가 뿌옇게 되므로 각막 후면에 있는 수정체가 잘 보이지 않아 대단히 어려운 경우를 만나게 됩니다.

눈 수술이란 미세한 수술이므로 정확하고도 세밀하게 이루어져야 하는데, 명확히 보이지 않는다면 그만큼 수술이 어려울 뿐만 아니라 성공적으로 이루어지기 힘듭니다.

주로 연세가 있으신 분들이 수술을 받기 때문에 허리가 휜 경우에도 수술하는 데 있어 애를 먹는 경우가 있습니다. 대부분의 병원에 있는 수술 침대는 편평하기 때문에 허리가 앞으로 휘어 있는 분들은 똑바로 누울 수가 없습니다. 등 뒤에 여러 장의 매트를 대기는 하지만 그래도 자세 잡기가 여간 불편한 것이 아닙니다.

그래서 필자는 치과용 치료의자를 수술대로 사용해오고 있습니다. 치과용 치료의자는 등받이의 각도를 조정할 수 있기 때문에 어떤 자세라도 다 맞출 수가 있어서 아무리 등이 굽으신 분이라도 의사와 환자 모두에게 편안히 수술을 받을 수 있게 해줍니다.

머리가 저절로 떨리는 분들은 대체적으로 병원에서 전신마취를 하자는 얘기를 듣기가 십상입니다. 왜냐하면 눈 수술을 받는 동안에는 머리나 눈이 움직여서는 안 되는데 머리가 계속 좌우로 떨린다면 수술 자체가 불가능해 질 수 있기 때문입니다. 그래서 의사들은 전신마취를 권하는데, 연로하신 분들이 전신마취를 받는다는 것은 여러모로 보나 쉽지 않은 일입니다.

몇 년 전으로 기억합니다. 한 할머니 환자분이 진료실로 들어오셨는데 걱정 근심이 가득한 얼굴의 보호자가 먼저 눈에 띄었습니다.

환자분은 얼마 전 백내장이라고 진단받고 수술을 하기로 하였으나 진단한 병원에서도 머리가 자연적으로 흔들리는 현상 때문에 수술이 불가능하다고 하여 이 병원 저 병원 돌아다녔으나 역시 전신마취만 가능하고 국소마취로는 불가능하다는 이야기만 들었을 뿐이었다고 체념 섞인 이야기를 보호자로부터 들을 수 있었습니다.

진찰실에서 환자를 유심히 관찰해 보니 역시 머리가 좌우로 꽤 많이 흔들리는 상태였습니다. 약간의 고심 끝에 수술을 해보자고 말씀드리고 수일 후 수술을 시행하였습니다.

이렇게 머리를 떠는 환자들은 보통 긴장을 하면 더 머리를 떠는 경향이 있어 환자를 최대한 안정시키는 것이 중요합니다. 수술 중 가급적 즐거운 화제를 갖고 대화를 하면서 진행하였더니 환자분이 많이 안정감을 찾아 수술 중 머리를 떠는 것이 훨씬 덜해져서 성공적으로 수술을 끝낼 수 있었습니다.

또 어려운 경우를 말하라면 아주 심한 말기의 백내장을 이야기할 수 있습니다. 백내장이 진행될수록 아주 말랑말랑한 젤리 같은 수정체가 단단하게 변하다가 백내장의 말기가 되면 돌같이 단단하게 됩니다. 이런 단계를 거친 후 최후에는 오히려 액화현상이 일어나서 모두 액체로 변하게 되는 말기의 과정을 거치게 됩니다.

　이렇게 백내장이 액화가 일어나게 되면 여러 가지 합병증을 동반하게 되는데 대표적인 것이 급성 안압상승입니다. 액체가 백내장으로부터 흘러 나와 눈 앞의 전방을 채우게 되고 그렇게 되면 그 미세한 입자들이 눈 속 영양수가 빠져 나가는 길을 막아 안압이 상승하게 되고 눈 속이 뿌연 물로 채워지게 되는데 이렇게 되면 백내장 자체의 압력이 올라가서 조금만 조작을 가해도 수술이 어려워지는 수가 많이 있습니다.

당뇨환자, 수술 가능한가?
아무 문제없이 가능

05

    당뇨환자로부터 흔히 받는 질문 중의 하나가 "당뇨환자도 수술받을 수 있나요?"하는 것입니다. 아마도 당뇨환자들은 상처가 나면 쉽게 치유되지 않고 염증이 잘 생기기 때문에 이런 질문을 하지 않나 생각합니다. 말초조직에 혈액순환이 원활하지 않기 때문에 그러지 않아도 발가락이 잘 썩는 등의 합병증이 있으므로 충분히 눈 수술에 대해 염려할 만합니다.

    그러나 눈 수술은 아무리 당뇨가 심하다 하더라도 수술받는 데 아무런 지장이 없습니다. 단지 예전의 수술법으로 수술하는 경우에는 홍채에 과도한 자극을 주어 수술 후 시력회복이 더딘 단점이 있었으나, 요즘의 첨단 수술방법으로는 홍채에 자극을 줄 일이 없으므로 수술 후 시력회복도 보통사람과 크게 다르지 않습니다. 오히려 이유는 모르지만 수술 상처가 당뇨가 없는 사람보다 빨리 아무는 경우도 종종 봅니다.

어쨌든 당뇨가 있다고 해서 수술을 못하는 것도 아니고 합병증이 더 생기는 것도 아니므로 염려 없이 수술받을 수

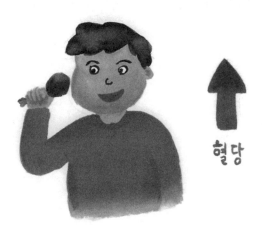

혈당

있습니다.

과거에는 백내장 수술을 하면 당뇨병성 망막증이 더 심해진다고 하였습니다. 그러나 최근 이탈리아 안과의사들의 연구보고에 의하면 당뇨망막증이 있는 환자들이 백내장 수술을 받는다고 해서 당뇨망막증이 나빠지지 않는다고 하였습니다. 필자도 마찬가지로 생각합니다.

필자의 경험에 의하면 수많은 당뇨환자를 수술했어도 백내장 수술했다고 해서 망막증이 악화되는 경우를 보지 못했습니다. 하지만 당뇨망막증이 심할 경우 미리 레이저로 처치한 후 백내장 수술을 받도록 하는 것이 안전합니다.

수술 전에는 어떤 검사를 받나?

06

최첨단장비 총동원해

한 사람의 눈을 수술하기 위해선 이 세상의 첨단과학이 모두 응집되어 있는 각종 검사장비 및 치료장비들이 모두 동원됩니다.

환자는 그저 약 15~30분 정도 누워 있는 것에 불과하지만 백내장을 고치기 위한 노력과 장비의 동원은 이루 말할 수 없을 정도로 복잡합니다. 어떤 장비들이 동원되는지 알아보기로 하겠습니다.

🖐 세극등 현미경 검사

앞서 살펴본 백내장의 진단에 우선적으로 사용되는 가장 기본적인 검사입니다. 원통 망원경처럼 생겼는데 안과에 가면 반드시 있는 기구입니다. 마치 내과의사의 청진기 같은 역할을 합니다. 이 세극등 현미경 없이는 안과의사들의 진료 활동이 거의 불가능할 정도로 필수적인 장비입니다.

이 검사도구로 백내장의 위치와 심한 정도 등을 평가하고 아울러 망막과 시신경도 살펴봄으로써 대략의 수술계획을 세우는 데 도움을 줍니다.

🖐 안압검사

혹시 녹내장이 동반되었나를 알아보기 위해 하는 검사입니다. 이따금 수술 후 안압상승이 일어나는 경우가 있어 수술 전에 안압이 어떤 상태인지 기본으로 알아두는 것이 좋습니다.

혹시 수술 전 안압이 많이 높은 상태라면 안압을 정상으로 내리는 약물치료를 먼저 하여 눈을 안정시킨 다음 수술을 하는 것이 좋습니다.

🟡 굴절검사

굴절검사를 시행하여 눈의 도수가 어느 정도인지를 미리 알아야 합니다. 보통은 자동굴절검사기로 측정을 하는데 의사가 직접 손으로 측정할 수도 있습니다. 이 검사를 통해 근시인지, 원시인지, 또 난시가 있는지를 알 수 있습니다.

특히 난시가 어느 정도 되는지를 아는 것은 상당히 중요합니다. 왜냐하면 난시가 심한 경우에는 수술 후에도 원하는 시력이 잘 안 나올 수 있기 때문입니다.

그러므로 수술 후 만족스러운 시력을 얻기 위해선 수술 중 난시를 교정하는 기법을 사용하기도 합니다. 난시가 교정된 상태하고 교정되지 않은 상태하고는 시력에서 많이 차이가 나기 때문입니다.

🌀 초음파검사

초음파검사를 하는 목적은 크게 두 가지입니다. 첫째는 안구의 앞뒤 길이를 정확히 측정하기 위함입니다. 이것을 '안축장 길이'를 잰다고 하는데, 백내장 수술에 있어 아주 중요한 검사입니다.

안축장 길이가 정확히 측정되어야만 정확한 인공수정체 도수를 산정할 수 있어서 수술 후 아주 좋은 시력이 나올 수 있습니다. 안축장 길이가 오차가 날 경우 수술 후 근시가 된다든지, 원시가 될 수 있기 때문입니다.

두 번째 목적은 망막 쪽에 어떤 이상이 있지 않나를 간접적으로 알아보기 위해서 시행합니다. 백내장이 심하여 눈 속을 세극등 현미경으로 들여다 보기 어려운 상황에선 초음파로 안구 속이 어떤지 알아볼 수밖에 없습니다. 마치 어부들이 배에서 어군탐지기로 바다 밑의 상황이 어떤지, 물고기들은 어디에 있는지 알아보는 것처럼 눈 속에 혹시 망막이 박리되어 있지 않은지, 혈액 덩어리들이 있지는 않은지를 파악하기 위해서 시행합니다.

🌀 각막내피세포검사

각막의 가장 안쪽면에 자리잡고 있으며 눈 속 영양수와 물질교환이 이루어지는 세포들이 각막내피세포들입니다. 내피세포는 아주 중요한 역할을 담당하는데 그 중 각막의 투명성을 유지하는 것이 가장 큰 임무입니다.

내피세포에는 노폐물 및 수분펌프가 있어서 각막내부에 생길 수 있는 수분들을 부지런히 전방 쪽으로 펌프질합니다. 그래서 항상 각막에 수분이 쌓이지 않게 하는데 각막이 물을 머금게 되면 각막이 뿌옇게 되어 시력저하의 원인이 되기 때문에 내피세포의 기능은 절대적으로 중요하다 하겠습니다.

이 내피세포는 나이가 들어감에 따라 자연히 세포수가 감소합니다. 세포수가 감소하면 그만큼 물을 퍼내는 펌프의 총 수가 줄어들기 때문에 수술 후 당연히 스며들게 되어 있는 각막내의 수분을 퍼내는 것이 원활하지 않게 됩니다. 그래서 수술 후 시력회복이 오래 걸리고 더디게 되는 것입니다.

그러므로 수술 전에 미리 내피세포의 형태와 수를 아는 것은 수술 후 경과를 미리 예측하는 데 있어 많은 도움을 주게 됩니다.

ⓦ 각막지형도검사

각막지형도검사는 각막의 기울기가 어느 정도 되는지를 알아보는 검사로 주로 난시 정도를 파악하는 데 요긴한 검사입니다.

굴절검사에서 나타나는 난시는 각막 중심부 3mm만을 반영하는데 반해 이 각막지형도검사는 전체 각막의 경사 정도를 컬러 지도로 표현해 주어 각막의 굴절 상태를 한 눈에 알 수 있다는 장점이 있습니다.

보통 라식수술할 때 많이 사용되는 검사인데, 라식을 절대 해서는 안 되는 원추각막을 진단할 때도 없어서는 안 될 중요한 검사입니다.

👐 시야검사

백내장이 심한 경우는 시표가 잘 보이지 않기 때문에 검사가 잘 되지 않으나 중등도 이하의 백내장에서는 시야검사를 통하여 시신경 기능이 어느 정도인지를 간접적으로 평가할 수 있습니다. 또 연세가 많으심으로 인한 시신경 기능의 저하를 어느 정도 알 수 있기도 합니다.

👐 레이저 안축장검사기(IOL Master)

앞에서 안축장 길이 측정이 왜 중요한가에 대해 설명하였습니다. 얼마 전까지 안축장 길이 측정은 오로지 초음파만이 가능하였습니다.

그러다가 최근에 독일에서 레이저 기술을 이용하여 초음파보다 더 정확히 안구 길이를 측정할 수 있는 기계가 개발되어 전 세계에서 호평을 받고 있는데 그 기계가 바로 레이저 안축장검사기입니다.

초음파검사기가 대체로 정확하긴 한데, 한 가지 단점은 연필처럼 생긴 초음파 측정기가 안구에 접촉해야 한다는 사실입니다. 물론 숙련자라면 새털처럼 가볍게 안구에 접촉시킬 수 있는 능력이 있으나 그렇지 못한 경우라면 안구에 접촉 시 가볍게 눌릴 수가 있습니다. 그렇게 되면 눌린 길이만큼 안축장 길이가 짧아지게 되어 수술 시 인공수정체 선택에 있어 오차가 발생될 수 있습니다.

반면에 레이저 안축장검사기는 안구에 아무것도 닿지 않으므로 안구가 눌릴 것이 없어 정확하게 앞뒤 길이를 측정할 수 있는 것이 최대의 장점입니다. 현재는 이 장비의 쓰임새가 많아 전 세계적으로 점점 사용하는 병원이 늘고 있는 추세입니다.

광간섭단층촬영기

이 장비는 망막과 시신경을 검사하는 장비로 수술 전 망막, 시신경의 이상을 미리 검출해내는 첨단장비입니다. 각종 망막질환을 진단할 수 있음은 물론이고 시신경 주위의 망막의 신경섬유층 두께를 정확히 측정하여 백내장 수술 후에 시력이 어떻게 될 것인가를 예측하게 합니다.

눈에 어떠한 장치도 접촉하지 않고 망막의 두께와 이상 소견을 검출해낸다는 것이 안과의사로서도 신기할 따름입니다. 현재 망막이나 녹내장에서는 이미 표준 장비가 되었고, 백내장 분야에서도 점점 사용이 증가하고 있는 추세입니다.

백내장 수술법의 종류

07

3가지의 최첨단 방법

백내장 수술은 크게 초음파를 사용하는 방법과 사용하지 않는 방법으로 나뉩니다. 초음파를 사용하지 않는 방법은 주로 예전에 초음파 백내장 수술이 개발되기 전에 사용되었던 방법이므로 오래된 방법이라고 볼 수 있습니다.

많은 분들이 백내장 수술은 레이저로 할 수 없느냐고 묻곤 하시는데, 5년 전쯤 한동안 미국에서 3가지 타입의 레이저 백내장 수술기가 개발되었지만 효과가 초음파만큼 뛰어나지 않아 잠시 나타났다가 현재는 거의 사용되고 있지 않습니다. 즉, 백내장 수술만큼은 초음파가 제일 효과가 좋은 것으로 되어 있습니다. 현재 시행되는 두 가지 방법에 대해 각각 자세히 알아보기로 하겠습니다.

🔮 초음파를 사용하지 않는 방법

수정체는 얇은 비닐막 같은 투명한 막으로 싸여져 있는데 이 막 같은 구조물을 캡슐 또는 주머니 낭(囊)자를 써서 '수정체낭'이라고 부릅니다. 이 수정체낭을 포함하여 전체의 수정체를 들어내는 방법을 '수정체 낭내적출술'이라 하는데 현재는 거의 사용되어지고 있지 않은 방법입니다.

수정체낭을 남겨두고 알맹이에 해당하는 백내장만을 들어내는 방법을 '수정체 낭외적출술'이라고 부릅니다. 이 방법도 오래된 방법이긴 하나 백내장이 오래되어 너무 단단한 경우 현재도 사용되어지고 있는 수술법입니다.

안구를 약 12mm 정도 째서 수정체낭을 동그랗게 절제해 내고 안에 있는 백내장을 눈을 눌러서 물리적으로 빼냅니다. 그런 다음 딱딱한 형태의 인공수정체를 눈 안에 삽입하고 머리카락보다 얇은 실로 눈을 봉합하는데 수술하는 의사에 따라 6~10바늘 정도 봉합합니다. 수술은 대략 30~50분 정도 소요됩니다.

이 수술의 가장 큰 단점은 눈을 크게 째야 되고 그에 따라 봉합을 여러 바늘해야 한다는 점입니다. 봉합 때문에 수술 후에 난시도 발생되어 시력회복하는 데 있어 시간이 오래 걸립니다. 또 어느 정도 회복한 다음에는 실밥을 뽑아야 하므로 이에 따른 불편함이 있습니다.

이러한 단점 때문에 현재는 앞서 말씀드린 바와 같이 백내장이 아주 심한 경우에만 제한적으로 사용되어지고 있는 방법입니다.

🔱 초음파를 사용하는 방법

초음파 기계의 정식 명칭은 '초음파 유화흡인기' (그림 11-A)입니다. 즉, 장비 이름에서도 암시하듯이 백내장을

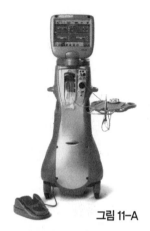
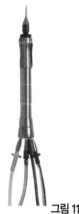

그림 11-A   **그림 11-B**

그림 11-A 초음파 유화흡인기의 모습. **그림 11-B** 의사가 손에 잡고 백내장 수술을 하게 되는 손잡이. 끝에 바늘처럼 생긴 부분이 환자의 눈 속에 들어가서 백내장을 잘게 부수게 된다. 손잡이 속에는 수정이 들어 있어서 전기로 자극을 주면 손잡이 끝에 있는 바늘처럼 생긴 부분(팁)이 전후로 초당 2만~4만 번 왕복운동을 하여 백내장을 작은 조각으로 잘게 쪼개서 제거하게 된다(알콘코리아 제공).

초음파로 유화하여 흡인해내는 기계인 것입니다. 낭외적출술에서와 같이 수술 상처를 크게 째어 백내장을 물리적으로 적출해내는 것이 아니라, 3mm 내외로 작게 째서 연필처럼 생긴 손잡이 끝(그림 11-B)을 눈 안에 넣어 백내장을 잘게 쪼개어 흡인해내는 것이 기본 원리입니다.

손잡이 속에는 수정이 들어 있어 전기를 이곳에 흘려주면 수정이 진동하는데 그 에너지가 손잡이 끝에 연결되어 있는 작은 바늘에 전달되어 전후 운동을 초당 2만~4만 번 정도 하게 되므로 아무리 단단한 백내장이라 하더라도 아주 작게 쪼개지기 마련입니다. 끝에 있는 바늘 속은 비어 있어서 이곳으로 잘게 쪼개진 백내장이 흡인되어 눈 바깥으로 배출되게 됩니다.

이 초음파 장비는 현재 미국·일본·독일·스위스에서만 만들어지고 있는 첨단제품입니다. 현재 우리나라의 안과는 대학병원, 개인병원을 막론하고 거의 100% 소유하고 있는 장비입니다.

처음 이 초음파 유화흡인기가 개발되었을 당시에는 손잡이 끝에 있는 바늘만 들어가면 되었으므로 절개를 작게 해도 되었으나 백내장을 빨아내고 인공수정체를 넣을 때 인공수정체가 직경 6~7.5mm 정도 되었으므로 수술 절개 부위를 조금 더 확장해야 했습니다.

그러나 12mm 절개해야 했던 낭외적출술 때 했던 여러 개의 봉합이 필요 없게 되어 하나 또는 두 개의 봉합을 해도 충분했었기 때문에 큰 각광을 받았었습니다. 그러다가 반으로 접을 수 있는 인공수정체가 개발되어 이제는 더 이상 6mm를 짤 필요가 없어졌으므로 6mm의 반에 해당하는 3~3.5mm 정도만 절개하여도 되는 시기가 이미 도래하였습니다.

이렇게 시간이 갈수록 점점 절개하는 길이가 작아지게 되어 이에 따라 여러 가지 방법이 생기게 되었는데 현재 절개 크기에 따라 3가지가 가장 대표적인 방법으로 알려져 있습니다.

■1 동축법(Coaxial phacoemulsification)

동축법이란 용어는 적당한 우리말이 없어서 필자가 임의적으로 만든 조어입니다.

동축법은 앞에서 설명한 바와 같이 3~3.5mm 정도 절개하여 그곳을 통해 백내장도 제거하고 인공수정체도 삽입하는 방법입니다. 현재 가장 많이 사용되어지고 있는 방법입니다.

2 미세절개법(Microincision Cataract Surgery)

미세절개법이란 눈에 1.5mm 되는 아주 작은 구멍을 두 개 내어 그 두 개의 구멍을 통하여 백내장을 빨아낸 후 인공 수정체를 삽입할 때 하나의 구멍을 넓히거나 별도의 구멍을 내는 방법입니다. 1.5mm의 작은 구멍을 통해 수술을 시행하기는 하나 눈에 내는 총 두세 개의 구멍의 크기를 합하면 약 5~7mm 이상이 되므로 동축법과 비교해 볼 때 크게 장점이 없는 방법입니다.

현재는 곧이어 설명할 미세동축법과 힘겨루기를 하고 있는 상황인데, 필자가 보기에는 별로 발전성이 있어 보이지는 않습니다.

3 미세동축법(Microcoaxial Phacoemulsification)

최근 들어 각광받고 있는 방법으로 약 2.2mm의 작은 절개만으로도 백내장을 빨아내고 수정체를 삽입하는 등 현존하는 최소한의 절개라 할 수 있습니다.

독자 여러분들은 2.2mm가 얼마나 작은지를 쉽게 가늠하기 어려울 것입니다. 그림 12를 보면 볼펜심의 크기를 자

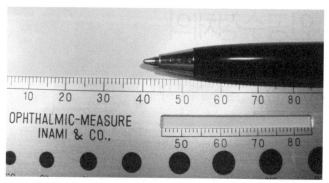

그림 12 볼펜심의 크기가 4mm이므로 2.2mm의 절개는 볼펜심의 약 반 정도의 크기에 해당된다.

로 대어 보았는데, 크기가 약 4mm이므로 볼펜심의 반 정도되는 길이를 째서 모든 백내장 수술을 끝낼 수 있다는 것이니 과학의 눈부신 발전이 없고서야 불가능한 이야기일 것입니다.

들리는 소식에 의하면 조만간 약 1.8mm 절개만으로도 백내장 수술이 가능하게끔 장비가 개선된다고 하니 더할 나위 없이 좋은 소식이 아닐 수 없습니다.

인공수정체의 종류

08

접을 수 있는 인공수정체의 시대

앞에서 인공수정체의 역사에 대해 잠깐 언급했지만 현대는 후방인공수정체의 시대입니다.

후방인공수정체란 백내장이 있던 바로 그 자리에 삽입하는 인공수정체란 뜻입니다. 최근에 사용되는 인공수정체를 생긴 모양과 목적에 맞게 분류하도록 하겠습니다.

☻ 딱딱한 인공수정체

이 형태는 PMMA라는 유리재질로 만들어졌으며 6mm 내외의 크기를 갖는 인공수정체를 지칭합니다. 광학적으로는 우수하나 수술 시 6mm 이상을 째야 한다는 단점 때문에 현재는 일부 특수한 경우에서 사용되고 있습니다.

☻ 접을 수 있는 부드러운 인공수정체

현재 거의 모든 백내장 수술에서 가장 많이 사용되어지고 있는 인공수정체입니다. 처음에는 실리콘 재질로 만들어졌으나 수술 후 후발성 백내장이 자주 발생되는 단점이 있어 현재는 아크릴 재질로 만들어지고 있습니다.

크기는 6mm로서 반으로 접을 수 있기 때문에 3mm 내외의 절개를 통해서 눈 속으로 인공수정체를 삽입할 수 있습니다. 최근에는 반으로 접어서 넣는 방법과 함께 눈 속으로 인공수정체가 쉽게 삽입되도록 특수하게 제작된 주입기를 사용하는 방법도 많이 사용되어지고 있습니다.

이 방법의 장점은 잘 디자인된 주입기일 경우 인공수정체를 반보다도 더 접을 수 있기 때문에 3mm보다 작은 절개로 인공수정체를 삽입할 수 있다는 데 있습니다. 그리고 인공수정체가 주입기 내에서만 움직이므로 외부와 닿을 확률이 적어 감염이나 염증이 생길 확률도 훨씬 줄어듭니다.

🔦 노안교정 인공수정체

이 새로운 형태의 인공수정체는 최근에 인기 급상승인 인공수정체입니다. 노안과 백내장을 동시에 고칠 수 있다 하여 전 세계적으로 그 사용이 확산되고 있는 추세입니다.

인공수정체가 노안을 고칠 수 있다는 점은 실로 획기적이라고 아니할 수 없습니다. 현재 이 범주에 속한 인공수정체는 크리스타렌즈, 알콘사의 레스토어, AMO사의 리줌, 테크니스사의 ZM900인데 국내로 모두 수입되고 있습니다. 자세한 것은 뒤에 따로 설명하도록 하겠습니다.

수술 전에 주의해야 할 것들

09

심혈관계 질환은 꼭 알려야

전신질환이 있는 경우에는 수술 전에 반드시 의료진에게 알려서 그 전신질환이 수술하는 데 아무런 영향이 없는지를 알아보아야 합니다. 복용하고 있는 모든 약제, 과거에 앓았던 질환 모두를 의료진에게 알려주는 것이 좋습니다.

특히 수술할 때 고려해야 할 중요한 전신질환은 고혈압, 심장병, 출혈성 질환, 치매, 뇌졸중으로 모두 심혈관계 질환입니다. 혈압이 평소에 높으신 분들은 수술 전에 혈압을 정상으로 유지해야 하고 심장병이 있으신 분들도 심장약을 중단할 필요 없이 계속 복용하여 정상적인 심장기능을 유지하도록 해야 합니다.

혈액응고억제제를 복용하는 경우에는 안과의사와 상의하여 약을 일시적으로 중단할 것인지를 알아보아야 합니다. 의사에 따라서 혈액응고억제제를 계속 복용시키는 경우도 있고 며칠간 중단하도록 하는 경우도 있기 때문에 반드시 상의가 이루어져야 합니다.

당뇨가 있는 경우 혈당치가 잘 조절된 상태로 수술하는 것이 좋으나 반드시 수술 전에 꼭 혈당이 정상수준으로 조절되어야 하는 것은 아닙니다. 아주 높은 혈당치가 아니라면 수술하는 데 지장을 초래하지 않습니다만, 아무래도 혈당 조절이 안 되는 상태로 수술하면 회복하는 데 시간이 오래 걸릴 수도 있습니다.

대부분의 환자들은 연세 드신 분들이기 때문에 따라서 치매가 있는 분들도 종종 봅니다. 치매는 꼭 의료진에게 알려야 할 사항입니다. 치매가 심한 경우에는 전신마취를 통해서 수술을 해야 하나 경미한 경우에는 부분마취로 수술을 진행하기도 합니다. 부분마취를 통해서 수술할 때 우려되

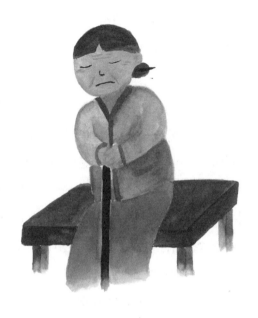

는 것은 수술 중 발생할 수 있는 예측불허의 상황입니다.

예컨대 환자분이 일어선다든지, 손으로 수술포를 잡아떼는 등의 여러 가지 예상치 못한 상황이 있을 수 있기 때문에 부분마취 하에 수술이 가능한지를 의료진이 면밀히 판단할 수 있도록 알려야 합니다.

또한 약제에 대한 과민반응이 있으면 이 역시 알려야 할 사항입니다. 수술 전후 몸으로 약이 투약되므로 과거 약제에 알레르기 반응을 경험하셨던 분들은 반드시 의료진에게 말씀해야 합니다.

수술 전에 과도한 음주도 좋지 않습니다. 수술하게 되면 한동안 술을 먹지 못하므로 수술 전에 충분히 먹어야 되겠다고 생각하여 과도하게 음주하시는 분을 가끔 봅니다. 어떤 환자들은 심지어 수술하기 전날 먹은 술이 덜 깬 상태로 오시는 경우도 있는데 의학적으로 바람직하지 않습니다.

수술은 어느 수술이든 간에 반드시 몸 상태가 최상의 상태에서 시행되어야 합니다. 왜냐하면 수술 자체가 몸에는 스트레스로 작용하기 때문에 몸이 저항력을 가지기 위해서는 항상 컨디션이 최상을 유지해야 수술 후에도 빠른 시간 내에 치유될 수 있는 것입니다.

수술받는 날은 가급적이면 보호자와 동반하여 병원에 가시는 것이 심리적 안정에 도움이 됩니다. 혼자 오셔서 수술을 받아도 무방하나 기왕이면 보호자와 같이 동행하는 것이 도움도 받을 수 있고 경우에 따라 가벼운 부축을 받을 수 있어서 좋습니다.

고령이신 분은 반드시 보호자와 동행해야 합니다. 왜냐하면 수술이 끝나면 수술한 눈을 가리게 되는데 이렇게 되면 거동이 불편할 경우 귀가하다가 넘어지는 사고를 당할 수 있기 때문입니다.

　수술 당일 아침에는 눈 주위를 깨끗하게 세안합니다. 눈 주위가 깨끗해야 균들이 눈으로 들어가 염증을 유발할 가능성이 적어지기 때문입니다. 어떤 분들은 눈까지 닦는 경우가 있는데 눈을 닦게 되면 눈 표면에 있는 눈물막이 없어지게 되어 좋지 않습니다.

　우리 눈물막은 각종 항체를 비롯한 항균성분들이 많이 함유되어 있어 외부로부터 눈에 붙게 되는 각종 잡균이나 먼지 등을 잡아 먹도록 하는데, 눈을 씻게 되면 우리 몸에 유익한 항균성분들이 씻겨져 나가 오히려 눈이 외부의 균에 그대로 노출되므로 좋지 않습니다.

　수술하는 날은 물론 화장은 금물입니다. 가끔 중년 여성들 사이에 화장을 하고 오는 경우를 보는데 입술화장 정도는 괜찮으나 얼굴화장은 화장품이 수술 시 이물로 작용될 수 있으므로 화장은 하지 말아야 합니다.

수술은 어떻게 진행되나?

무통증이므로 안심

10

요즈음 백내장 수술은 종합병원이든, 개인병원이든 거의 입원을 하지 않고 당일 수술, 당일 퇴원의 형태로 진행됩니다. 그만큼 백내장 수술 기술과 장비가 많이 발전했다는 반증이기도 할 것입니다.

필자가 대학병원에서 수련받았던 16년 전만 하더라도 백내장 수술을 받기 위해선 반드시 3~4일간 입원을 해야 했습니다. 두 눈을 하게 되는 경우엔 약 1주일에서 10일이라는 시간이 필요했었습니다. 그러나 최근에는 특별한 경우가 아니면 입원하여 수술하지 않습니다.

수술하기 전 동공을 확장하는 것이 중요합니다. 우리는 이것을 '산동한다' 라고 부르는데, 성공적인 수술의 최우선 관건입니다. 산동이 잘 되어야 눈 속으로 기계가 원활하게 들어갔다 나왔다 하여 수술이 잘 될 수 있고, 인공수정체를 삽입하는 데도 문제가 없습니다. 산동이 잘 안 되는 경우도 있는데 당뇨병이 대표적입니다.

당뇨병이 있는 경우 산동이 잘 안 되어 애를 먹는 경우가 있는데 그렇다고 해서 수술을 못하지는 않습니다. 보통 미드리아실이라는 안약으로 수술 전 여러 번 점안하여 동공을 완전히 산동시킵니다.

산동이 잘 이루어지면 마취 안약을 눈에 여러 번 점안하게 됩니다. 수술실에 들어가게 되면 눈 주위를 소독약(베타딘)으로 깨끗하게 소독하게 되는데 이때 손을 눈으로 가져가면 안 됩니다. 소독약은 마르면서 효과를 나타내므로 마를 때 눈이 간지러울 수 있는데 이때 손을 가져다 대면 소독한 곳이 오염될 수 있으므로 손을 대지 않도록 주의를 기울여야 합니다.

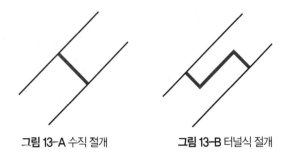

그림 13-A 수직 절개   **그림 13-B** 터널식 절개

소독이 완전히 되면 수술포를 얼굴에 덮어 눈만 나오도록 하고 수술이 시작됩니다. 수술이 시작되면 수술용 현미경에서 나오는 밝은 불빛이 시야에 들어오는데 밝은 불빛 때문에 눈이 부시긴 하나 불빛을 쳐다보아야 눈이 움직이지 않고 수술이 원활하게 진행될 수 있습니다.

눈 속으로 들어가기 위한 길을 만드는 단계가 '절개' 단계입니다. 절개는 약 2.2~3.5mm 정도의 크기로 내며 의사에 따라 각막, 각막과 공막 사이, 또는 공막에 절개를 내게 됩니다. 절개를 할 때 터널을 형성하게끔 하는데 터널식으로 만들어야 수술이 끝난 후 절개창을 꿰매지 않아도 저절로 닫히게 됩니다.

터널 형태로 만드는데도 과학이 숨어 있습니다. 만약 절개를 할 때 수직으로 그냥 절개를 한다면 눈 속과 눈 바깥이 자유롭게 통할 수 있게 됩니다. 이렇게 되면 수술 후 외부로부터 이물질이나 균이 들어와 염증을 유발하게 되므로 썩 좋은 방법이라 할 수 없습니다(그림 13-A).

그러나 그림 13-B에서 보는 것처럼 'ㄱ', 'ㄴ'이 복합되어 있는 터널 형태로 절개를 가한다면 수술 후에 저절로 수술에 사용되었던 통로가 내부 압력에 닫히게 되어 안구 내외부가 서로 통하지 않게 됩니다.

눈 안으로 들어간 다음에는 꿀물처럼 끈적끈적한 점탄물질이란 것을 주입하게 되는데 수술하는 동안 눈이 쪼그라드는 것을 방지하기 위함입니다. 그런 다음 수정체를 싸고 있는 얇은 막인 수정체낭을 동그랗게 제거해내는데 이것을 '원형전낭절개'라 합니다.

이 과정이 보기에는 쉬워 보여도 안과의사들이 짧게는 수개월, 길게는 수 년 동안 이 단계만을 위한 수련을 받아야 제대로 할 수 있는 어려운 과정입니다.

원형전낭절개가 성공적으로 끝나게 되면 초음파 유화흡인기 손잡이의 바늘 끝을 눈 안으로 삽입하여 백내장을 잘게 부수어 흡인해냅니다. 수정체낭을 깨끗하게 한 다음 인공수정체를 수정체낭안으로 삽입하게 됩니다.

눈 속을 깨끗하게 청소를 하고 절개한 곳에서 눈 속의 물이 새어 나오지 않는지를 확인한 후 수술을 끝내게 되는데 필요에 따라 절개창을 꿰매는 수도 있고 꿰매지 않는 수도 있습니다.

수술이 끝나면 그 자리에서 안약과 연고를 점안하고 안대를 댄 후 수술방을 나오게 됩니다.

수술 후 이것은 지켜야 한다

일정기간 음주는 절대 금물

11

　수술 후 마취가 풀리면 통증이 있을 것으로 생각하시는 분들이 많은데 대부분의 경우 통증은 없습니다. 대신 가벼운 이물감이 있을 수 있는데 이것은 눈에 절개한 자리를 눈꺼풀이 깜박이며 지나갈 때 자극해서 느끼는 증상입니다. 혹시 이물감이 있는 경우라도 수 주에 걸쳐 서서히 회복되므로 걱정할 사항은 아닙니다.

　혹시 백내장이 심하여 수술이 길어진 경우 각막부종이 수술 후에 나타날 수 있습니다. 각막부종이란 검은자위에 수분이 들어가 붓는 것으로 검은자위가 투명하지 않고 약간 하얗게 변하게 됩니다. 이것은 백내장이 단단한 경우 그만큼 초음파가 많은 에너지를 사용하게 되고 그렇게 되면 이 에너지가 그대로 각막에 전달되어 각막내피세포가 손상되어 부종이 생기게 됩니다.

수술 직후에 시력이 덜 나올 수 있으나 적절한 안약치료로 하루가 다르게 부종이 빠지면서 대부분 정상으로 회복됩니다.

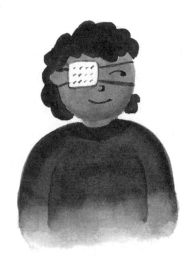

수술 후 다음 날부터 바로 일상생활에 복귀할 수 있습니다. 즉, 간단한 업무, 산보, 등산 등의 가벼운 운동, TV 시청, 독서, 운전 등이 가능합니다. 다만, 조깅, 과격한 운동, 장시간의 컴퓨터 사용 등은 자제하는 것이 좋습니다. 또한 수술 후 약 1주간은 무거운 물건을 들거나 너무 무리하여 일을 하지 않는 것이 좋습니다.

야간에는 눈 보호대를 꼭 착용하여 자는 동안 무심코 손으로 비빌 때 다치지 않도록 해야 합니다. 주간에도 되도록 눈 보호대를 하여 예측하지 못한 외상으로부터 눈을 보호해야 합니다.

수술 후 제일 중요한 것은 눈에 물이 들어가지 않게 하는 것입니다. 눈에 물이 들어가게 되면 수술 상처를 통해 감염될 수 있으므로 수술 후 약 1주 내지 10일 동안은 물이 들어가지 않도록 조심해야 합니다.

세면 시 눈 아랫부분만 하고 눈 윗부분은 물수건으로 닦아야 하고 머리를 감을 때는 가급적 미용실에 가서 머리를 뒤로 해서 감는 것이 가장 이상적입니다. 샤워는 할 수 있으나 눈에 물이 튀지 않도록 조심해야 합니다.

수술 후 조심해야 할 음식은 술입니다. 술은 수술 상처를 곪게 할 수 있으므로 약 한 달간은 절대 금주합니다. 돼지고기나 닭고기는 염증을 악화시킨다는 통념이 있어 일부러 안 먹는 경우가 있는데, 오히려 단백질이 수술 상처를 빨리 아물게 하므로 먹어도 되나 기름기는 피해서 먹는 것이 좋습니다.

수술 후
시력회복
대개 두 달이면 안정

12

백내장이 심하지 않은 경우는 수술 후 다음 날부터 수술 전보다 좋은 시력이 나올 수 있습니다. 백내장이 심한 경우에는 수술 후 앞서 언급한 바와 같이 각막에 부종이 생기기 마련이므로 오히려 수술 전보다 더 안 보일 수 있으나 이는 일시적인 현상으로 수술 후 넣게 되는 약물에 의해 시력은 목표한 대로 나올 수 있습니다.

성격이 급하신 분들은 수술 후 잘 안 보이게 되면 불평하는 경우도 있지만 시력이 하루가 다르게 좋아지므로 나중엔 행복해 합니다.

대체로 시력이 한 달에서 한 달 반 정도, 늦은 경우는 두 달 정도되면 눈이 안정되므로 그때의 시력이 최종 시력으로 보아도 무방합니다. 그러므로 혹시 안경이 필요한 경우에 시력이 안정되는 시점에 안경 처방이 이루어지게 됩니다. 노안교정 인공수정체를 삽입한 경우에는 아주 드물게 시력이 안정되는 데 약6개월 정도 소요되는 수도 있습니다.

시력회복에 수술 후 생긴 난시가 영향을 줄 수 있습니다. 우리 눈은 절개를 가하든지 꿰맨다든지 하면 난시가 생기게 됩니다. 이 난시는 수술 후 생겼다가 약 한 달 정도의 시간에 걸쳐 점차 없어집니다.

그러므로 이 난시의 영향 때문에 수술 후 초기에는 시력이 약간 불완전하여 어떤 날은 시력이 잘 나오고 어떤 날은 시력이 조금 덜 나오는 경우가 생길 수 있으나 점차 시간이 갈수록 시력이 좋아지는 방향으로 안정이 됩니다. 운이 좋으면 수술 전에 있었던 난시가 없어지는 경우도 있을 수 있습니다.

백내장,
재발되나?

수술 후 때가 낄 수 있다

　"수술을 해도 나중에 재발이 되나요?"라는 질문을 가끔 받습니다. 그런데 백내장은 재발이 되지 않습니다. 이미 혼탁해진 수정체가 잘게 부수어져서 몸 바깥으로 배출이 되었으므로 수정체가 저절로 생길 리가 만무합니다. 그러므로 백내장 수술은 평생 한 번으로 족하게 됩니다.

　다만 백내장 수술 후 수개월에서 수년 후 다시 침침하게 보이는 경우가 있는데, 이럴 때 백내장이 다시 찾아온 것으로 오인하는 경우를 종종 봅니다.

이것은 수술 시 인공수정체 뒷면에 남겨 놓는 수정체후낭에 때가 껴서 투명해야 하는 막이 뿌옇게 변하여 생기는 것으로 일명 '후발성 백내장' 이라고 합니다. 다시 말하면 백내장 수술 시 수정체를 싸고 있었던 뒷면의 얇은 비닐막, 즉 후낭을 남겨 놓는데 이 남겨진 투명한 후낭에 수정체 세포들이 자라 들어와 혼탁을 유발하는 것입니다.

이 후낭은 절대 수술 시에 제거되어서는 안 되는 구조물입니다. 이 후발성 백내장은 진정한 백내장이 아니므로 명칭이 잘못되었다고도 볼 수 있습니다.

후발성 백내장이 생기면 다시 수술해야 하는 것은 아니고 간단히 레이저로 후낭을 파괴하면 깨끗이 치료될 수 있습니다. 치료는 5분 정도 소요되는데, 한 번 치료를 하고 나면 후낭이 없어지므로 다시 후발성 백내장이 생기지 않습니다. 레이저 치료 후에는 시력이 백내장 수술 후의 좋은 상태로 되돌아갑니다.

생겨선 안 된다, 합병증

세균감염이 최대의 적

14

　수술받으시는 분들이 제일 걱정하는 것은 아마도 수술 중 또는 수술 후에 생길지 모를 합병증에 대한 걱정일 것입니다. 사실 이세상의 모든 수술에 대해 합병증이 생길 것에 대한 걱정만 한다면 받을 수술이 없을 것입니다. 왜냐하면 하다못해 손가락에 난 종기를 치료하기 위해 주사하는 마취약제에 대해서도 과민반응이 나타나 사망할 수 있기 때문입니다.

　그러나 우리가 종기를 째는 데 있어 합병증을 걱정하지

않는 이유는 종기 째는데 사망이라는 합병증이 생길 가능성이 지극히 낮기 때문일 것입니다.

백내장 수술도 마찬가지입니다. 비교적 안심하고 수술을 받을 수 있는 것도 여러 가지 합병증이 생길 수 있으나 그 확률이 그리 높지 않기 때문입니다. 그러면 어떠한 합병증이 있는지 알아보도록 하겠습니다.

🔮 수술 중 후낭파열

앞서 후발성 백내장에서 후낭에 대해 잠깐 언급하였습니다. 수술 중 후낭은 가급적 손상되어서는 안 되는 구조물인데 경우에 따라 후낭이 약하신 분들은 후낭이 파열될 수 있습니다. 발생 비율은 수술자에 따라 다른데 필자의 경우는 1,000명 중 3명의 확률로 발생됩니다. 이렇게 후낭이 파열되면 파열된 후낭을 처리해야 하므로 수술시간이 더 길어질 수 있습니다.

또한 수정체 덩어리가 유리체 깊숙한 곳으로 가라앉을 수 있는데 그렇게 되면 가라앉은 수정체를 건져내는 과정을 거쳐야 할 때도 있습니다. 또한 후낭이 파열된 경우 인공수정체를 넣기에 부적합할 경우 나중으로 미루고 수술을 끝내는 수도 있습니다. 이런 경우 인공수정체를 넣기 위한 2차 수술이 필요하기도 합니다.

보통 후낭이 파열되면 앞쪽에 있는 유리체가 전방으로 흘러나와 수술을 방해하므로 부분유리체 절제술을 시행해야 하는 경우가 발생됩니다.

👁 눈 속 염증 또는 감염

이것은 합병증 중에서 가장 중한 합병증입니다. 왜냐하면 수술 후 자칫 실명할 수도 있기 때문입니다. 발생빈도는 보고자마다 다른데 약 0.1~0.4% 정도 발생됩니다. 눈 속으로 균이 들어가서 증식할 때 잘 생기는데 급성인 경우 대개 포도상구균이나 연쇄상구균이 주 원인이 됩니다.

이 균들은 정상적으로 우리 피부에 존재하는 균으로 더러운 손으로 눈을 만지거나 수술 후 눈 관리가 부적절할 경우 발생됩니다. 수술 후 대체적으로 2~3일째 증상이 나타나는데 시력이 갑자기 저하되고 눈에 통증이 오며 충혈이 심해지는 등의 증상이 발생됩니다. 이런 경우 괜찮겠지 하고 방심하지 말고 지체 없이 병원을 방문하거나 연락을 취하셔서 빠른 조치가 취해질 수 있도록 해야 합니다.

아주 악독한 균은 녹농균입니다. 이 균은 맹독성이어서 눈에서 증식했다 하면 불과 수시간만에 실명 상태에 이를 정도로 강력한 독성을 발휘합니다.

필자도 녹농균에 감염되었던 환자를 본 적이 있습니다. 그 환자는 백내장 수술했던 환자는 아니었고 외상을 당하여 눈이 심하게 찢어져서 꿰매주었던 환자였는데 다칠 때 균이 들어가서 그런지 꿰맨 후 다음 날 녹농균 감염이 되었음이 발견되어 대학병원으로 후송해야 했던 경험이 있습니다.

아주 드물게 수술 후 6주 이후에 눈 속 염증이 생기는 수도 있습니다. 하지만 이 경우 급성보다는 비교적 경한 경과를 취하기 때문에 실명될 위험은 현저히 줄어듭니다.

일단 백내장 수술 후 발생한 눈 속 염증은 빠른 발견과 빠른 치료가 제일 중요합니다. 치료가 늦을수록 시력을 되찾을 확률이 줄어들게 되기 때문입니다. 치료는 눈 속으로 항생제를 주사하거나 유리체를 제거하는 수술을 받습니다. 안약도 매시간 점안해야 하고 동공을 확장시키는 안약도 점안합니다.

눈 속 염증을 예방하기 위해서는 항상 주의사항을 잘 따르도록 하고 안약을 넣는 경우를 제외하고 불필요하게 눈에 손을 대지 말아야 합니다. 안약을 넣기 위해 눈을 만지게 될 경우 약 1주간은 안약을 넣기 전에 항상 손을 씻도록 해야 합니다. 그리고 염증이 생길 수 있는 음주는 삼가야 합니다.

🧿 수술 후 안압상승

백내장 수술 후 안압이 일시적으로 상승하는 경우가 종종 있습니다. 참고로 안압이라 함은 안구내의 압력인데 10~21mmHg가 정상 수준입니다. 수술하는 데 사용하였던 점탄물질이 미처 다 빠져 나오지 못하고 일부가 남게 되는 경우가 종종 있습니다.

물론 남아 있는 점탄물질은 시간이 지나면 눈 안에서 흡수되어 없어지게 마련인데 없어지는 동안 이 점탄물질 때문에 안압이 상승할 수 있습니다. 일시적인 현상이므로 안압을 떨어뜨리는 안약을 점안하므로써 안압을 조절하면 며칠 이내에 정상 안압으로 돌아오게 됩니다.

수술 전에 녹내장이 있었던 경우에도 일시적 안압상승이 나타날 수 있습니다. 원래 수술하기 전에 철저하게 안압을 조절한 후 수술하게 되므로 수술 후 안압이 올라간다 하더라도 대개는 적절한 조치로 안압이 정상으로 유지되게 됩니다. 이따금 안압이 약으로 떨어지지 않는 경우도 있는데 이럴 경우는 레이저로 치료하면 효과적입니다.

🏥 망막박리

백내장 수술 후에 생길 수 있는 가장 심각한 합병증 중의 하나가 망막박리입니다. 망막박리란 망막이 안구벽에 붙어 있지 않고 떨어지는 것을 말하는데, 여기서 망막이란 카메라로 비유하자면 필름에 해당되는 부위입니다.

망막이 떨어진 것을 마치 벽에서 벽지가 떨어져 나와 덜렁거리는 것으로 비유할 수 있습니다. 발생빈도는 1% 내외이며 주로 백내장 수술 후 1년 이내에 일어납니다.

망막박리는 수술할 때 직접 망막을 건드려서 떨어지는 것이 아니라 수술이 하나의 자극으로 작용하여 유리체가 안구벽에서 먼저 떨어짐으로 인해 그 당기는 힘이 작용할 때 망막이 떨어지는 것으로 알려져 있습니다.

특히 고도근시가 있는 사람들에게서 자주 발생되는데 이는 고도근시인 사람들이 망막이 늘어나 있고 얇아져 있음에 기인한다고 볼 수 있습니다. 그러지 않아도 망막이 약한데 수술로 망막이 자극이 되니 더 망막이 떨어질 소인이 생기게 됩니다.

또한 망막박리의 가족력이 있으면 잘 발생될 수 있습니다. 고도근시도 아니고 가족력이 없는 경우라도 망막의 주변부에 격자형 변성이 존재할 수 있는데 이것을 수술 전에 미리 치료하지 않고 그대로 수술하게 되면 격자형 변성이 나중에 구멍으로 변하여 망막이 떨어질 수 있습니다.

일단 발생하게 되면 갑자기 시야의 한 구석이 커튼을 드리워 놓은 것처럼, 또는 파도 치는 것처럼 울렁거리는 현상이 생깁니다. 이런 증상이 생기게 되면 지체 없이 야간이라도 병원에 가야 합니다. 왜냐하면 망막박리는 빨리 수술할수록 그만큼 예후가 좋기 때문입니다. 치료가 지체되어 혹시 황반부까지도 침범된다면 시력저하가 갑자기 일어날 수 있습니다.

치료는 수술로 망막을 안구벽에 부착되도록 하는데, 보통 성공률은 한 번의 수술로 약 85%정도입니다.

🩺 낭포성 황반부종

가끔 수술은 아주 잘 되었는데 시력이 예상보다 적게 나오는 경우를 봅니다. 이런 경우 환자도 답답하지만 의사도 답답해지게 마련입니다. 이럴 때 의심해 볼만한 것이 낭포성 황반부종입니다.

낭포성 황반부종은 망막 중에서 가장 중심 역할을 하는 황반부에 포도송이처럼 또는 거품처럼 물이 차서 시력을 떨어뜨리는 질환입니다. 검사 시 육안으로도 잘 보이지 않기 때문에 정확히 진단하기가 어려운 질환입니다. 보통 백내장 수술 후 약 2.5% 내외에서 시력장애를 동반한다고 하는데 주 원인은 눈 속의 염증에 의해 발생된다고 알려져 있습니다.

치료는 단계적으로 약물로 치료하게 되는데 약물이 효과적이지 않을 때는 수술로 치료하기도 합니다. 최근에는 유리체강 내에 스테로이드 약제를 주사하여 좋은 효과를 본다고 알려져 있어 널리 시행되고 있습니다.

필자도 기억나는 한 예가 있었습니다. 50대 초반의 한 중년 여성을 백내장 수술하였는데, 수술도 잘 되고 수술 후 시력도 1.0으로 잘 나왔습니다.

그러던 중 한 3주쯤 되니 갑자기 시력이 0.3으로 저하되어 왜 그런가 원인을 파악해 보니 수술받은 눈의 황반부에 낭포성 부종이 있음이 의심되었습니다.

수 주 동안 약물치료를 했으나 좋아지지 않아 유리체강 내 스테로이드 주사를 시행하였더니 수 일 뒤 천천히 좋아지기 시작하더니 나중에는 다시 1.0의 좋은 시력을 회복하여 무척 좋아하던 환자분의 얼굴이 아직도 기억납니다.

15

노안과 백내장을
함께 고치는 시대
수정체는 자동초점조절 시스템

　현재까지 인공수정체는 많은 발전이 있어 왔습니다. 비행기 조종석 유리창 재질인 PMMA(Polymethylmethacrylate)로부터 시작하여 실리콘, 그 다음 아크릴 재질로 이어 오면서 광학적으로도 우수해지고 접을 수 있게 되었으며 생체 적합성도 좋아졌습니다.

　그런데 항상 인공수정체가 갖고 있는 문제점이 있었으니 그것이 바로 초점이 하나라는 사실입니다. 초점이 하나라는 것은 사실 우리 눈에는 맞지 않는 개념입니다. 왜냐하면

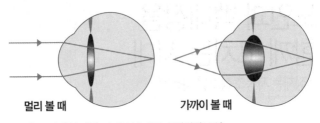

멀리 볼 때　　　　　　　　**가까이 볼 때**

그림 14 멀리 볼 때와 가까이 볼 때의 수정체의 모양.

우리 눈은 초점을 자유자재로 조절할 수 있기 때문에 수백 킬로미터 떨어져 있는 물체부터 수 센티미터 앞의 물체까지 어려움 없이 초점을 맞출 수 있는 것입니다.

그런데 인공수정체는 초점이 하나이므로 일정 거리에 있는 물체만 초점이 맺혀서 선명하게 보이지 그 외에는 선명하게 보이지 않는다는 사실입니다. 이 시점에서 우리 눈이 어떻게 초점을 맞추고 노안이 무엇인지를 되짚어 볼 필요가 있습니다.

원래 우리 눈의 수정체는 대상 물체가 어느 거리에 있든지 정확히 초점을 하나로 맺게 해주는 자동초점조절 시스템입니다. 마치 초점을 카메라가 알아서 정확히 맞추어 주는 자동카메라처럼 말입니다. 먼거리를 보려고 할 때 우리 눈의 모양체근은 이완되고 모양소대는 팽팽하게 되어 수정체가 얇아지게 됩니다(그림 14).

반대로 가까운 거리를 보고자 하면 모양체근이 수축되고 모양소대는 느슨하게 되어 수정체가 두꺼워지게 됩니다. 즉, 멀리 볼 때는 수정체의 두께가 얇아지고 가까이 볼 때는 수정체가 두꺼워져야 제대로 초점을 맺을 수 있습니다. 물론 거리에 따라 수정체의 두께는 가장 최적이 되게끔 자동으로 맞춰집니다.

우리는 일상생활에서 컴퓨터를 보다가도 서류를 보고, 서류를 보다가도 창 밖 멀리 있는 산이나 건물을 볼 때가 있습니다. 그럴 때 우리 눈이 초점 맞추느라 시간이 한참 걸리지 않고 즉각 초점을 정확하게 맞추어 주는 시스템을 생각해 볼 때 필자가 안과의사이긴 하지만 생각할수록 우리 눈이 신기할 따름입니다. 겉으로 보이지는 않지만 아마도 우리 눈 속에서 수정체는 한순간도 쉬지 않고 부지런히 초점을 맞추느라 분주할 것입니다.

노안이란?
수정체가 딱딱해져서 발생

16

지금까지 설명한 것을 이해하셨다면 다음에 설명할 부분이 자연스레 이해되실 것입니다. 앞에서 수정체가 어떻게 두께를 조절하여 초점을 맺게 하는지를 살펴보았는데, 이렇게 두께가 자유자재로 조절이 되려면 수정체가 유연해야 합니다.

즉, 말랑말랑한 상태가 되어야 빨리 원하는 두께로 갈 수 있는 반면, 수정체가 딱딱해진다면 아무리 모양체근이 힘을 준다 하더라도 수정체의 두께 조절이 힘들 것입니다. 마

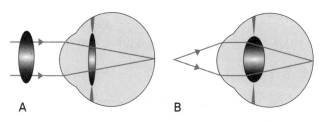

그림 15 돋보기의 원리. **A** 수정체가 두꺼워지지 않아 돋보기가 두꺼운 수정체의 역할을 대신하므로 가까이 있는 물체의 초점이 맺히게 된다. **B** 가까이 볼 때 정상적인 수정체의 두께.

치 운동선수들이 운동 시작 전에 충분히 몸을 풀어 주는 것은 근육을 부드럽게 만들어 경기의 효과가 배가되도록 하는 것인데 이와 마찬가지 이치입니다.

노안이란 바로 이 수정체가 부드럽지 못하고 유연하지 못하여 두꺼워져야 할 때 두꺼워지지 못하고 얇아져야 할 때 얇아지지 않는 상태를 지칭합니다.

그러므로 노안의 초기 증상은 멀리 보다가 가까이 볼 때 빨리 초점이 안 맺혀져서 약간의 시간이 흘러야 보이게 되고, 반대로 가까이 보다가 멀리 볼 때 초점이 금방 맺히지 않아 마찬가지로 약간의 시간이 지나야 보이게 됩니다. 이 단계는 시간이 걸리긴 하나 수정체가 움직이긴 하는 단계입니다.

 나이가 들어 조금 더 나빠지게 되면 수정체가 점점 탄력성을 잃게 되어 잘 움직이지 않게 됩니다. 주로 두꺼워지는 것이 어렵게 되기 때문에 멀리 있는 것은 잘 보이나 가까이 있는 것이 잘 보이지 않게 되는 것입니다.

 이럴 경우 우리는 돋보기를 사용하여 책을 본다든지 신문을 보게 되는데, 돋보기는 볼록렌즈로서 수정체가 두꺼워지는 것을 대신하므로 가까이 있는 물체가 보이는 것입니다(그림 15).

인공수정체는 초점이 하나?

17

수술 후 돋보기는 필수

인공수정체는 재질이 어떻든지 간에 자체적으로 두께를 조절하는 능력이 없으므로 초점이 하나일 것이라는 것은 쉽게 이해가 가실 것입니다. 초점이 하나이므로 멀리든 가까이든 어느 특정한 거리에 있는 물체가 잘 보이는 것입니다.

즉, 멀리가 잘 보이도록 하면 가까이에 있는 물체가 잘 안보이게 되고, 가까이가 잘 보이게 하면 멀리가 잘 안 보이게 됩니다. 물론 안 보인다는 의미는 초점이 잘 안 맺혀진 것처럼 보인다는 말이지 전혀 안 보인다는 말은 아닙니다.

멀리든 가까이든 초점이 잘 안 맺히는 부분은 대신 안경으로 교정합니다. 보통은 수술할 때 멀리가 잘 보이도록 인공수정체 도수를 산정합니다. 왜냐하면 보통사람들은 일상생활에서 멀리 보는 시간이 가까이 보는 시간보다 아무래도 더 많기 때문입니다.

그러나 특정 직업군, 예를 들어 화가, 작가, 시계수리공 등은 직업적으로 멀리 보는 시간보다 가까이 보는 시간이 더 많기 때문에 이런 분들이 백내장 수술을 받을 경우에는 가까이가 잘 보이도록 하고 멀리 볼 때는 대신 안경을 착용하도록 수술을 계획합니다.

어쨌든 멀리가 잘 보이도록 하면 가까이에 있는 거리는 돋보기를 착용케 하여 깨끗하고 선명한 상이 맺히도록 하지만 여러 가지 불편한 점이 있습니다.

가령 20대의 젊은 사람이 백내장에 걸린 경우 한창 책도 보아야 하고 공부도 해야 하는데 백내장 수술 후 돋보기를 써야 보인다면 큰 문제가 아닐 수 없습니다. 또는 아직 노안이 오기 전인 30대인데 한 쪽만 백내장이 온 경우 수술 후

한 쪽만 돋보기를 써야 한다면 두 눈이 짝짝이가 되어 균형
이 맞지 않아 어지러울 수 있습니다. 이것이 바로 현재까지
나온 인공수정체의 가장 큰 문제였습니다.

　그래서 그 해결책으로 나온 것이 초점이 여러 개인 인공
수정체와 조절형 인공수정체입니다. 이 책에서는 편의상
특수 인공수정체라 부르겠습니다.

특수 인공수정체

멀리도, 가까이도 다 잘 보여

　백내장 수술 후 가까이 보는 문제를 해결하고자 이미 십 수년 전부터 노력이 있어 왔습니다. 즉, 인공수정체를 이용하여 수술 후 멀리도 잘 보이고 가까이도 잘 보이도록 하는 노력을 기울여 왔는데, 현재까지 나와 있는 형태는 두 가지로 요약됩니다.

　초점이 여러 개인 다초점 인공수정체와 눈 속에서 위치를 변화시키므로써 멀리도, 가까이도 다 잘 보이게 하는 조절형 인공수정체가 그것입니다.

🐾 다초점 인공수정체

현재 전 세계 시중에 나와 있는 인공수정체 중 이 형태에 속한 것은 미국 AMO사의 리줌과 테크니스사의 ZM900, 알콘사의 레스토어입니다.

1 레스토어 인공수정체(ReSTOR)

2007년 초에 우리나라에도 도입되어 현재 활발히 사용되어지고 있는 인공수정체입니다(그림 16). 이 인공수정체

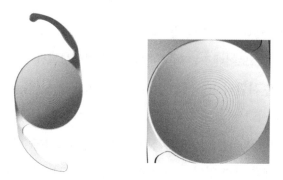

그림 16 레스토어 인공수정체(알콘코리아 제공)

는 특허받은 아포다이즈드 회절 기술을 이용하였는데 인공
수정체 표면을 자세히 들여다 보면 표면 중심부에 작은 동
심원이 있는 것을 발견할 수 있습니다.

총 12개의 동심원이 있는데 이것이 바로 가까운 거리를
보게끔 하는 기술이 모인 곳입니다. 각 동심원은 마치 야외
공연장의 관중석처럼 계단 형식으로 중심부가 제일 낮고
주변부로 갈수록 높아지는 구조를 하고 있습니다.

그러나 이 계단의 높이도 달라 중심부가 1.3마이크론이
고 주변부로 갈수록 계단이 낮아 가장 귀퉁이의 높이는 0.2
마이크론이 됩니다. 즉, 각 계단의 높이 차이는 0.1마이크
론으로써 이는 머리카락 두께의 50분의 1로 아주 정교하게
제조되었다고 볼 수 있습니다.

이 레스토어렌즈는 미국에서 5년간 임상실험한 결과, 수
술받은 사람의 95%에서 멀리도, 가까이도 잘 보이는 만족
스런 시력을 갖게 되었다고 보고하였습니다. 최근 미국
FDA(미국 식품의약국) 임상실험 결과에서도 수술 환자의
80%에서 안경 없이 운전이 가능해졌으며, 74%의 환자들
이 돋보기나 이중초점안경 없이 신문을 읽을 수 있게 되었

다고 보고하였습니다.

2006년 독일, 영국, 프랑스 3국의 레스토어 인공수정체에 대한 합동 연구가 미국 학술지에 발표되었는데 이에 따르면 수술 후 환자의 85% 이상이 돋보기가 필요치 않다고 응답하였고, 반대쪽 눈 수술 시에도 같은 인공수정체를 사용하고 싶으냐라는 질문에 그렇다라고 답한 사람이 92%나 되었다고 보고하였습니다.

영국의 키암 박사의 2006년도 미국 학술지 보고에 의하면 레스토어를 사용한 사람의 85%가 수술 후 어떠한 안경도 안 쓰게 되었다고 답변한 반면, 일반 인공수정체를 사용한 사람의 7.5%만이 안경을 안 쓴다고 대답하여 좋은 대조를 이루었습니다.

필자가 경험한 바에 의하면 오랜 시간 두고 보아야 하겠지만 현재까지는 효과가 괜찮은 것 같습니다. 지방에 사시는 한 중년 여성분을 이 레스토어 인공수정체 삽입술을 통해 시력교정을 해드렸던 기억이 납니다.

이분은 미용실을 운영하시는 분으로 예전 젊은 시절에는 손님들 머리카락도 잘 매만져 주고 원하는 대로 머리도 잘 나와서 손님들로부터 꽤 좋은 반응을 얻어 사업이 잘 되어 가고 있었는데, 어느 때부터인가 노화가 오는지 그 잘 보이던 손님들 머리카락도 잘 안 보이게 되어 직업적으로 너무나 힘들어하던 상황이었습니다.

검사를 해보았더니 양안 모두 원시가 있으면서 노안이 이미 온 상태였습니다. 이분이 원하는 것은 어떻게 하든지 손님들 머리카락이 보여서 손님들 머리를 원하는 대로 잘하는 것이었습니다. 레스토어 인공수정체 삽입술이면 되겠다 싶어 환자에게 권유하였는데 당일로 수술받기를 원하여 수술을 해드렸습니다.

다음 날 병원에 오셔서 안대를 떼고 검사했을 때 환자의 얼굴은 환한 웃음으로 가득 차 있었습니다. 마치 미용실 손님인 양 간호사 한 명을 의자에 앉혀 놓고 머리를 다듬는 것처럼 거리를 조정하여 보라고 했더니 "보인다!"라는 기쁨의 외침과 함께 무척 좋아하시던 모습이 눈에 선합니다.

이렇듯 효과가 좋은 인공수정체이긴 하지만 만능일 수는 없어 몇 가지 단점은 있습니다.

첫째 컴퓨터 보는 정도의 거리인 중간거리에서의 시력이 30cm 앞에서 독서할 때의 시력이나 먼거리 시력보다 약합니다. 즉, 아무리 다초점 인공수정체라 하더라도 모든 영역을 다 잘 보이게 하는 것이 아니기 때문입니다. 가장 최적으로 잘 보이는 거리는 필자의 경험상 눈 앞 30cm 정도와 먼거리입니다. 그 외의 거리에서는 보이기는 하나 거리에 따라 약간 초점이 안 맞은 것 같이 보일 수 있습니다. 그러므로 이 인공수정체는 컴퓨터를 많이 보는 직업에는 어울리지 않습니다.

둘째 야간에 빛 번짐 현상이 나타날 수 있습니다. 제일 많이 얘기되는 증상은 자동차 전조등 주위로 동심원들이 나타난다는 것입니다. 그로 인해 불편하다고 하는 경우도 있고 그렇지 않다고 하는 경우도 있는데, 외국 논문에 의하면 수술 후에 불빛 주위로 동심원이 보인다고 하는 사람 100명 중 67~90%가 있어도 크게 신경 쓰이지 않는다 하였고, 적게는 3%, 많게는 8%에서 증상이 심하다고 하였습니다. 그 외에 불빛 주위로 달무리가 보인다고 하는 경우도 있습니다.

셋째 눈의 대비감도 능력이 감소할 수 있습니다. 대비감도란 어떤 정지된 물체가 있을 때 밝기를 변화 주었을 때 이것을 구별해 내는 능력입니다. 예를 들면 하얀색 바탕에 아주 까만 글씨는 대비가 거의 100%이지만, 글씨가 흐려질수록 대비는 저하되어 바탕색인 하얀색과 비슷해져서 거의 글씨인지 구분이 안 된다면 대비가 적다라고 칭합니다. 이렇게 바탕색인 하얀색으로부터 무슨 글자인지 구별해 낼 수 있는 능력이 좋으면 좋을수록 대비감도가 좋다고 말합니다. 이 레스토어 인공수정체를 사용하면 보통의 인공수정체보다 대비감도가 약간 저하된다고 보고되고 있습니다.

레스토어 인공수정체는 백내장이 있거나 백내장이 없더라도 노안이 있는 분에게 고려의 대상이 됩니다. 노안 중에서도 근시성 노안 또는 정시성 노안보다도 원시성 노안인 사람들에게 효과가 더 좋습니다.

근시성 노안이라는 것은 젊었을 때부터 근시가 있어 안경을 착용해 오고 있던 사람들이 40세가 넘어 노안이 오는 상태를 지칭하는 것으로 이분들은 간단히 안경을 벗는 것만으로도 좋은 근거리 시력을 유지할 수 있기 때문에 글을 읽기 위하여 굳이 안경을 벗어야 하는 수고를 없애고자 수술을 하는 것은 큰 이익이 없다고 봅니다.

정시성 노안이란 것은 젊었을 적부터 눈이 너무 좋아 안경을 쓸 필요가 없었으나 나이가 들어 노안이 온 경우를 말합니다. 원시성 노안은 젊었을 적부터 멀리는 그런대로 보였으나 가까이 있는 물체를 볼 때 오래 보지 못하고 쉽게 눈이 피로해지고 두통까지 있었던 분들이 노안까지 온 경우입니다.

이 수술법은 돋보기 혹은 안경 착용을 원하지 않는 분에게도 좋습니다. 돋보기는 여러 가지 단점들이 많습니다. 일단 장시간 사용이 불가능합니다. 장시간 돋보기를 쓰게 되면 눈도 아프고 머리도 아프게 됩니다.

이런 증상은 사실 돋보기 때문에 생기는 증상이라기보다는 아무리 돋보기를 착용하고 있다 하더라도 오랜 시간 근거리를 봄으로 인해 눈이 근거리 조절을 많이 했기 때문에 발생되는 증상입니다. 어쨌든 돋보기를 30분 이상 착용하면 눈에 피로를 유발하므로 장시간의 독서가 불가능합니다.

또한 돋보기를 잘 잃어버리기도 합니다. 어디다 두었는지 매번 온 집안을 찾아 헤매는 수도 있습니다. 그래서 보통 여러 개의 돋보기를 가지게 되는데 안방에도 하나, 주방 또는 식당에도 하나, 서재에도 하나, 사무실에도 하나 이런 식으로만 해도 최소한 네 개는 필요하게 됩니다. 돋보기를 여러 개 사서 여러 장소에 놓아도 때에 따라 찾아 다녀야 하는 불편함이 있습니다.

돋보기는 시간이 지날수록 도수가 올라가기 마련입니다. 일정한 도수의 돋보기를 맞추었다 하더라도 한 1~2년 정도 지나면 도수가 맞지 않아 다시 맞추어야 하는 불편함이 있습니다. 이런 경우 가지고 있는 모든 돋보기의 도수를 다같이 바꾸기 번거롭기 때문에 어떤 경우는 돋보기마다 도수가 모두 제각기 다른 경우도 있습니다. 이렇게 되면 눈 피로 증상을 유발하고 눈에도 좋지 않은 영향을 미칩니다.

또한 사회생활하는 데도 많은 지장을 초래합니다. 요즘 향상된 생활 수준과 소득 수준, 또 평균수명 연장으로 나이보다 젊게 보이는 경우가 많아졌습니다. 노화의 지연으로 말미암아 피부에 주름도 적게 생기므로 남들이 나이보다 젊게 보는데, 글씨를 볼 때 돋보기를 꺼내야 한다면 남들 보기 창피할 수도 있습니다. 특히 40대 여성인 경우는 더 쑥스러운 느낌을 가질 수도 있습니다.

남성인 경우 40~50대라면 직장에서 상급관리자로 활약하는 나이인데 직원 조회 시 연설이라도 할라치면 원고가 보이지 않아 돋보기를 착용하여야 한다면 많은 불편함이 따르기도 합니다.

제일 큰 문제는 아마도 '내가 이제 나이가 들었구나' 라는 느낌을 돋보기 사용할 때마다 느껴야 한다는 점일 것입니다. 항상 책을 볼 때 그냥 보다가 돋보기 없으면 보이지 않게 되면 '세월이 흘러 나도 늙었구나' 라는 생각과 함께 좌절감과 허무감을 맛볼 수도 있습니다.

사회생활을 하는 남성들의 경우 그래도 어쨌거나 돋보기라도 써서 글씨를 보도록 노력을 하지만 여성들의 경우 젊었을 적 그 좋아하던 책을 이제는 멀리하고 아예 안 보는 경우도 생길 수 있습니다. 이렇게 번거롭고 불편한 돋보기를 수술로 인하여 벗을 수 있고 잘 볼 수 있다면 행복한 것이 아닐 수 없습니다.

활동적인 취미를 즐기는 분에게도 많은 도움이 됩니다. 요즘 주 5일 근무하는 곳이 많아져서 여가를 즐기는 시간이 많아졌습니다. 레저, 스포츠를 즐겨야 하는 때에 돋보기를 항상 가져갈 수도 없고 난감한 경우가 많은데 이럴 때 수술을 함으로써 이러한 불편함으로부터 벗어날 수 있습니다.

레스토어 인공수정체는 양안을 수술했을 때 가장 효과가 좋다고 합니다. 물론 한 쪽 눈만 해도 어느 정도 효과를 보지만 양쪽 눈에 수술하는 경우가 더 좋은 시기능을 갖는다고 알려져 있습니다.

2 리줌(ReZoom)

이 인공수정체의 재질은 레스토어와 같은 아크릴로 만들어져 있으나, 다초점의 원리는 서로 다릅니다. 레스토어는 회절이란 광학상의 특수한 현상을 이용하는 대신, 리줌은 인공수정체의 표면을 5개의 영역으로 나누어 각각 굴절을 달리하여 다초점을 만드는 원리를 이용했습니다.

그래서 이 인공수정체를 이른바 굴절형 다초점 인공수정체라고 합니다. 5개의 영역 중 3개는 멀리 보는 데 사용하고 2개는 가까이 보는 데 사용하게 됩니다.

딕이라는 독일 의사의 연구에 의하면 수술 후 먼거리 볼 때 100%, 가까운 독서거리에서는 71%에서 안경 착용이 필요 없었다고 보고하였습니다.

이 인공수정체가 다른 종류의 것과 다른 특징은 중간거리 시력이 더 좋다는 데 있습니다. 중간거리라 함은 약 70~80cm로서 주로 컴퓨터 모니터를 보는 거리입니다. 예전에는 사실 먼거리, 가까운 거리 이렇게 두 가지의 거리만 생각했었는데, 인터넷의 발달로 이제는 중·노년층에서도 모니터를 보는 일들이 많아졌기 때문에 중간거리의 중요성이 부각되어 최근 생겨난 개념입니다.

레스토어나 다음에 말씀드릴 테크니스 다초점 인공수정체는 가까운 독서거리, 즉 40cm 거리는 잘 보이게 하나 중간거리의 시력은 현저히 떨어지는 단점이 있는 반면, 리줌은 다른 두 가지보다 중간거리 시력에 있어 우수한 결과를 나타냅니다. 그러므로 직장인이나 프로그래머, 그래픽 디자이너 등 백내장 수술 후에도 컴퓨터로 업무를 계속 보아야 하는 직업에 계신 분들에게 권할 만합니다.

필자의 경험에서도 30대 젊은 소프트웨어 프로그래머에게 이 인공수정체를 사용하였더니 컴퓨터 보는 데 있어 전혀 문제 없이 잘 보인다며 좋아했던 모습이 생각납니다.

　단점으로서는 인공수정체의 표면 도수가 5개 지역이 모두 다르므로 야간에 빛 번짐 현상이 발생된다는 사실입니다. 사람에 따라서 크게 문제되지 않는다고 하시는 분들도 있고 빛 번짐이 크게 불편하다고 하시는 분들도 있지만, 대체적으로는 무난히 적응하므로 인공수정체를 바꾸어야 하는 경우나 재수술을 요하는 경우는 그렇게 많지 않습니다.

❸ 테크니스 다초점 인공수정체

　레스토어와 같은 원리로 만들어져 있으나 차이나는 부분은 레스토어가 인공수정체의 앞표면에 동심원이 있다면 테크니스는 렌즈의 뒷표면에 동심원을 갖는 구조로 되어 있고 대신 앞표면은 비구면으로 처리되어 있기 때문에 초점을 잘 맺게 해주어 동공이 커지는 야간이나 어두운 곳에서 시력이 더 잘 나온다고 알려져 있습니다.

　재질은 아크릴인 레스토어나 리줌과는 달리 실리콘으로 되어 있는데 이 부분은 약간의 단점으로 지적되고 있습니다. 왜냐하면 아크릴과 비교했을 때 실리콘 재질은 백내장 수술 후 남겨 놓는 후낭에 때가 잘 끼게 되어 나중에 시력저하를 유발할 수 있기 때문입니다.

그러나 이런 경우가 생긴다 하더라도 레이저로 간단히 치료되기 때문에 임상적으로는 큰 문제가 되지는 않습니다.

미국에서 수행된 연합연구에 의하면 테크니스 인공수정체 사용 후 먼거리는 96.4%, 가까운 거리는 96.4%에서 안경을 쓰지 않아도 되었다고 보고하였습니다.

이 인공수정체는 레스토어와 마찬가지로 40cm 내외의 가까운 거리는 잘 보이게 하나 모니터 보는 거리는 약하기 때문에 컴퓨터를 많이 보아야 하는 분들에게는 적합하지 않습니다. 대신 신문, 서류 검토, 독서를 많이 하시는 분들에게는 좋은 선택이 될 수 있습니다.

조절형 인공수정체

조절형 인공수정체란 원래 우리 눈처럼 인공수정체가 유사하게 작동되도록 만든 인공수정체입니다. 앞에서 살펴본

바와 같이 가까운 거리를 보기 위해선 모양체근이 수축을
하고 모양소대가 이완되어 수정체가 두꺼워져야 한다고 했
습니다.

즉, 모양체근이 수축을 할 때 인공수정체가 움직이도록
하여 마치 수정체가 두꺼워진 효과를 내도록 한 것이 조절
형 인공수정체입니다. 현재 이 범주에 속하는 것이 1CU,
크리스타렌즈, 믹스 앤 매치 테크닉입니다.

■ 1CU

독일의 HumanOptics 회사에서 생산하는 인공수정체
로 지지부가 4개가 있는 아주 특이한 모양을 하고 있습니다.
이 4개의 지지부와 광학부 사이가 아주 유연하도록 디자인
되어 있어서 눈의 모양체근의 수축력이 그대로 전해진다는
원리입니다.

멀리 보고자 할 때 인공수정체의 다리가 펴져서 광학부는
뒤로 이동하게 되어 초점을 맞추어 주고, 가까이 있는 물체
를 보고자 할 때는 인공수정체의 다리는 구부러지고 광학부
는 앞으로 나오게 되어 결국 렌즈의 초점이 앞으로 당겨지

는 효과를 나타내게 만들어져 있습니다.

처음 소개되었을 때는 미세한 움직임이 있는 다리부의 특징 때문에 주목을 받았는데 최근에는 그렇지 못한 것 같습니다.

2007년 〈미국 백내장 및 굴절수술학회〉지에 오스트리아의 핀들 박사가 보고한 바에 의하면 그 동안 1CU와 연관되어 발표된 논문들을 모아 분석해 보았더니, 1CU는 노안교정에 큰 효과가 없는 것으로 나타났다고 하였습니다. 눈 앞 35cm의 글을 읽기 위해서는 눈 속에서 인공수정체가 약 2.2mm 앞으로 움직여야 하나 대부분의 논문에서 움직임 거리가 1mm 미만이었다고 하였습니다.

현재 홈페이지에 이 제품에 대한 내용은 없는 상태로 보아 아직도 생산되고 있는지 궁금합니다.

2 크리스타렌즈

2004년 미국 FDA의 허가를 받은 인공수정체로서 작용원리는 앞에서 설명한 1CU와 유사합니다. 즉, 근거리를 보고자 할 때 모양체근이 수축하면 인공수정체의 광학부가

앞쪽으로 이동하여 초점을 맞추어 주고, 멀리 보고자 할 때
는 뒤쪽으로 움직이는 원리입니다. 앞서 1CU와는 달리 지
지역할을 하는 다리가 2개인 것이 특징입니다.

　미국 학술지에 2006년 보고한 FDA 연구결과에 의하면
두 눈 수술 후 1년 뒤에 검사했을 때 보통 책에서 볼 수 있는
크기의 글씨를 볼 수 있게 된 경우가 98%이며 80cm의 중간
거리에서의 시력이 1.0 이상이었던 경우가 95%가 나왔으
며, 먼거리 시력이 0.9 이상이었던 경우가 68%로 나와 근
거리와 중간거리는 아주 좋은 시력이 나오는 반면, 먼거리
시력은 조금 떨어지는 것으로 나왔으나 대체적으로 환자의
91%가 만족하는 것으로 나타났습니다.

　환자의 26%는 수술 후 안경을 안 쓰게 되었다고 답한 반
면, 약 반 수는 하루 일과 중 10~25%는 안경을 사용한다고
대답하여, 수술 후 안경을 쓰지 않게 된 비율은 레스토어보
다는 조금 떨어지는 결과를 나타내었습니다.

　이 인공수정체의 다른 장점으로는 기타 다초점 인공수정
체에서 볼 수 있는 대비감도 감소 현상이 나타나지 않으므
로 물체의 상을 비교적 깨끗하게 볼 수 있다는 점입니다.

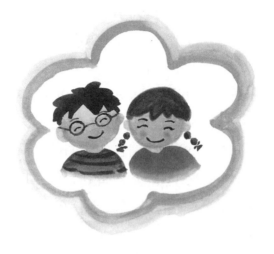

　단점으로는 수술 직후 동공을 크게 산동하는 약을 넣어야 하기 때문에 약2주간 근거리 초점이 맞지 않고 주간에 눈부심 때문에 많이 불편할 수 있습니다. 그리고 실리콘 재질로 만들었기 때문에 후발성 백내장이 자주 생겨 레이저 치료가 필요한 경우가 약14%정도 된다고 보고되고 있습니다.

❸ 믹스 앤 매치(Mix and match) 테크닉

　믹스 앤 매치의 원래 사전상의 뜻은 '어울리지 않는 것끼리의 짝 지움'인데, 예를 들어 양복 입고 운동화를 신는 따위를 지칭합니다. 백내장 수술에서는 두 눈 수술 시 서로 다른 원리의 인공수정체를 사용하여 각 인공수정체의 장점을 취득하는 경우를 말합니다.

앞서 회절형 원리를 이용한 레스토어나 테크니스는 40cm 내외의 독서거리 커버가 좋고, 굴절형 인공수정체인 리줌이나 조절형 인공수정체인 크리스타렌즈는 중간거리 커버가 좋다고 했습니다. 그러므로 한 눈에는 회절형 인공수정체를 사용하고, 다른 눈에는 굴절형이나 조절형을 사용하면 가까운 거리, 중간거리 모두 커버가 되므로 모든 거리에서 시력을 잘 보이게 하는 좋은 장점을 갖게 됩니다. 이것이 요즘 많이 이용되는 믹스 앤 매치 테크닉입니다.

그러나 모든 경우에 다 좋은 것은 아니고 수술 전 면밀한 검사에 의해서 믹스 앤 매치 테크닉이 도움이 되는지 여부를 판단받게 됩니다. 양안에 같은 회사 제품의 인공수정체를 넣는 것이 어떤 경우에서는 양안 밸런스가 맞아 더 좋은 결과를 나타내는 경우도 있기 때문입니다.

이상으로 백내장과 노안을 동시에 교정할 수 있는 수술법에 대해 알아보았습니다.

앞에 열거한 인공수정체 수술법의 공통점은 일단 값이 비싸다는 것입니다. 일반 백내장 수술비보다는 많은 돈을 지불해야 하지만 분명 나름대로 가치는 있다고 봅니다. 평생 안경을 써야 되는 불편함으로부터 벗어나게끔 해준다면 한번쯤 고려해도 괜찮은 인공수정체입니다.

그러나 앞에 언급한 어떠한 인공수정체도 완벽하지는 않습니다. 아직은 꿈의 인공수정체는 존재하지 않습니다. 다만 현 상태에서 가장 자기에게 적합한 인공수정체를 선택하는 것이 최선입니다.

그러기 위해서는 의사와의 충분한 상담이 필요합니다. 자기가 수술을 통하여 무엇을 원하고 어떻게 보는 것을 원한다는 것을 의사에게 잘 설명하여 의사가 옳은 상담을 하도록 해야 합니다.

꼭 특수 인공수정체를 사용해야만 멀리도, 가까이도 다 잘 보이는 것은 아닙니다. 단초점 인공수정체를 사용해도 멀리도, 가까이도 다 잘 볼 수는 있습니다. 다만 한 눈은 멀리 보는 데 주로 사용하고 다른 눈은 가까이 보는 데 사용하는 방법으로, 멀리 보는 눈은 정시로 만들어 주고 가까이 보는 데 사용되는 눈은 인공수정체의 도수를 조정하여 일부러 근시로 만들어 주면 되는데 이것을 '모노비전'이라고 부릅니다.

이렇게 하면 단초점 인공수정체로도 얼마든지 멀리도, 가까이도 다 잘 볼 수 있게 됩니다. 단점으로는 두 눈으로 동시에 볼 때보다는 약간 덜 보인다는 것과 적응이 필요하다는 것입니다.

고도근시인 경우의 백내장 수술

19

잘하면 안경 벗을 수도

고도근시가 있는 분들은 백내장이 오면 차라리 잘 되었다고 생각하셔도 될 것 같습니다. 왜냐하면 이번 기회에 안경을 벗을 수 있는 좋은 기회가 될 수도 있기 때문입니다.

그 동안 착용해 왔던 안경 도수를 백내장 수술 시 눈 속에 삽입하게 될 인공수정체에 반영하면 안경을 벗을 수 있거나 안경을 착용하더라도 아주 얇은 도수의 안경을 착용하게 됩니다.

몇 가지 방법에 대해 설명드리도록 하겠습니다.

첫째 두 눈을 먼거리가 잘 보이게 하는 방법으로 수술 시 멀리 볼 때 정시가 되도록 인공수정체 도수를 산정하면 됩니다. 단, 이 경우 가까운 거리를 볼 때는 돋보기가 필요하게 됩니다. 일반적으로 많이 선택되고 있는 방법입니다.

둘째 가까운 거리가 잘 보이게 하고 멀리 볼 때 얇은 도수의 안경을 착용하는 방법입니다. 두 눈을 근시로 만들어 주어 가까이 볼 때 돋보기 없이도 볼 수 있게 해줄 수 있지만 그대신 멀리 볼 때는 안경을 착용하게 됩니다. 이 방법은 가까이 있는 글을 많이 보아야 하는 직업이라든지, 가까이 볼 때 돋보기를 쓰기 꺼려할 때 사용할 수 있습니다. 수술 후 안경을 또다시 착용해야 하는 단점은 있지만 그대신 안경 도수가 많이 내려가므로 안경이 한층 가벼워집니다.

셋째 앞서 설명한 모노비전입니다. 즉, 한 눈은 가까운 데 사용하도록 근시로 만들어 주고, 다른 쪽 눈은 먼거리가 잘 보이도록 정시로 만들어 주는 방법입니다.

넷째 양안 모두 다초점 인공수정체를 사용하는 것입니다. 그렇게 되면 멀리 볼 때나 가까이 볼 때 안경을 사용할 필요가 거의 없게 됩니다. 왜냐하면 다초점 인공수정체 자체가 멀리도, 가까이도 잘 보이게끔 개발되었기 때문입니다.

    앞에 언급한 네 가지를 의사와 잘 상담하여 자기에게 잘 맞는 방법을 선택하는 것이 바람직한데 두 눈에 백내장이 온 경우 앞의 어느 경우를 선택하든지 인공수정체 도수를 선정하는 데 있어 문제될 것은 없습니다.

    고도근시인 사람이 한 쪽 눈에만 백내장이 온 경우는 고려해야 할 것이 많습니다. 다른 눈에 백내장이 약간이라도 있거나 얼마 가지 않아 백내장이 생길 것이라고 예상된다면 두 눈을 모두 수술하면 되지만 한 쪽 눈에만 온 경우라면 수술 후에 눈이 속칭 짝짝이가 될 수 있으므로 나이, 직업, 고도근시의 정도 등 고려하여 결정해야 합니다.

    고도근시인 젊은 사람에게 한 눈에만 백내장이 온 경우 4가지 선택 사항이 있습니다.

첫째 백내장 있는 눈을 수술할 때 반대쪽 눈과 비슷한 근시로 만들어 주는 것입니다. 왜 반대쪽 눈과 비슷한 근시로 만들어 주냐 하면 백내장 있는 눈을 정시로 만들어 주게 되면 양안 도

수 차이로 인한 어지러움증이 발생되기 때문입니다. 이 방법을 사용하면 수술 후에도 예전과 같은 안경을 사용하여야 하지만 어차피 안경을 사용해 왔으므로 크게 불편한 것은 없습니다. 만약 먼 훗날 다른 눈에 백내장이 온다 해도 역시 같은 방법으로 합니다. 그러므로 평생 안경을 사용해야 합니다.

둘째 백내상 있는 눈을 수술할 때 정시로 만들어 주고 백내징이 없는 반대쪽 눈을 '수정체 교환술' 이란 수술을 받게끔 하는 것입니다. 이 방법의 최대 장점은 안경을 벗을 수 있다는 것입니다. 다만 근거리를 볼 때 잘 보이지 않게 되기 때문에 젊은 사람보다는 중년 이후에 노안이 온 경우 선택될 수 있는 방법입니다. 물론 이 방법의 최대 단점은 백내장이 없는 눈도 수술해야 한다는 것입니다.

셋째 앞서 설명한 모노비전입니다. 양안을 비교하여 수술하는 눈을 가까이가 잘 보이게끔 만들 수도 있고 먼거리가 잘 보이게끔 만들 수도 있습니다.

넷째 한 눈에 다초점 인공수정체를 사용하는 방법입니다. 나이가 젊기 때문에 수술 후 가까운 거리가 잘 보이지 않아 안경을 착용해야 한다면 문제가 아닐 수 없습니다. 멀리도 잘 보이고 가까이도 잘 보여야 활발한 사회활동, 학업활동이 가능하므로 이럴 때 선택될 수 있는 것이 다초점 인공수정체입니다. 물론 다초점 인공수정체는 두 눈을 하는 것이 좋긴 하나 필자의 경험상 한 눈에만 수술해도 좋은 시력이 나올 수 있습니다. 수술하지 않는 반대쪽 눈에 안경을 착용하면 어지럽게 되므로 콘택트렌즈를 착용하여 어지러움증이 생기지 않게 합니다.

원시인 경우의
백내장 수술
눈 피로증도 함께 없어져

20

원시인 경우 백내장 수술을 하게 되면 시력이 크게 향상되었음을 느낄 수 있습니다. 원래 원시들은 먼거리나 가까운 거리나 모두 눈에 조절을 유도하기 때문에 곧 시야가 흐려지고 두통이 와서 사물을 보는 데 애를 먹는 경우가 많습니다.

특히 책을 볼 때 이러한 증상이 심해지므로 책을 멀리 하게 됩니다. 이럴 때 백내장 수술을 하게 되면 눈이 조절을 하지 않아도 되므로 만성 두통이나 눈 피로증이 한꺼번에 없어지게 됩니다. 가끔 원시였던 환자분들을 수술해드리면 잘 보여서 좋고 두통도 같이 없어져서 너무 좋다는 분들을 많이 봅니다.

어쨌든 원시에서는 고도근시에서처럼 고려해야 하는 점이 많지는 않지만 마찬가지로 한 눈에만 백내장이 오게 되면 양안 불균형 문제를 고려해야 합니다. 이럴 경우 반대쪽 눈이 백내장이 오지 않았다 하더라도 양안 균형을 맞추어 주기 위해서 수술을 해주는 편이 오히려 나은 경우가 많습니다.

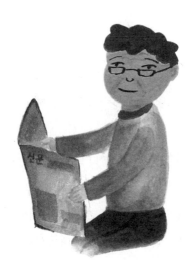

라식수술받은 경우의 백내장 수술

21

수술 두 번 이상 할 수도

우리나라에서는 1990년대에 라식과 같은 레이저 굴절수술이 본격적으로 시행되어지기 시작하였습니다. 그때나 지금이나 많은 젊은 사람들이 시력교정을 위해 레이저 수술을 받고 있습니다.

그런데 주목할 사실은 그때 당시 라식수술을 받은 사람들이 10~15년 정도 시간이 지나니 이제 백내장이 오기 시작한다는 사실입니다. 주로 30대 후반에서 40대까지 수술받은 사람들이 지금은 백내장이 오는 50대에서 60대가 되는 시점이기 때문입니다.

그런데 라식수술을 받은 사람들에게서 백내장 수술을 받을 때 문제가 있습니다. 바로 눈 속에 삽입하게 되는 인공수정체 도수가 정확하지 않다는데 있습니다. 예전과 같이 무심코 인공수정체를 삽입하게 되면 아주 많은 원시로 나와 다시 수술을 해야 하는 경우가 흔히 생기게 됩니다.

최근 들어 미국에서도 같은 문제가 발생되어 의학자들이 제각기 나름대로의 공식을 내놓고 있는 형편인데 대략 세어 봐도 10여 개 이상은 되는 것 같습니다.

라식수술하기 전 각막에 대한 데이터가 있다면 그런대로 인공수정체 도수 산정이 용이한데 그렇지 않다면 복잡한 공식을 사용하여야 하고 공식에 대입한 결과물 사이엔 차이가 존재합니다. 그러므로 라식수술을 했거나 할 예정인 사람들은 향후 백내장이 발생될 것에 대비해 자기 각막에 대한 데이터를 꼭 라식수술한 병원으로부터 알려 달라고 하는 것이 좋습니다.

최근 미국의 어느 안과의사는 이도저도 부정확하니 백내장 수술 시 백내장을 제거하고 인공수정체를 넣기 직전 수술을 잠시 중단하고 진료실로 와서 30분 정도 있다가 시력 검사 후에 인공수정체 도수를 산정하여 다시 수술실로 올라가 계산된 인공수정체를 눈 안에 삽입하는 과정을 거쳐 보았더니 성공적으로 수술을 마칠 수 있었다고 발표한 바도 있습니다.

어쨌든 라식수술 후에 시행히는 백내장 수술은 적절한 인공수정체 도수를 산정하는 데 있어서 항상 문제가 있을 수 있음을 의사나 환자들은 인지해야 할 때입니다.

22

백내장이 늘어나는 이유

평균수명 연장, 환경오염 탓

요즘 백내장 환자들이 점점 많아지는 것 같습니다. 젊은 층에서도 백내장이 찾아와 수술을 받아야 하는 경우들이 많아지고 있습니다. 물론 요즘 과거와 같지 않아 백내장 수술은 간단히 할 수 있으며 오히려 시력교정술의 하나로까지 여겨지는 시대이긴 하나 기왕이면 백내장에 걸리지 않는 것이 제일 좋긴 합니다.

그러면 왜 이렇게 백내장 환자들이 점점 많은지 생각해 보기로 하겠습니다.

첫째 평균수명 연장입니다. 과거보다 의학, 과학 기술의 발달로 질병을 치료하는 능력이 월등히 좋아져 웬만한 병은 정복되었거나 미리 예방할 수 있으므로 평균수명이 연장되고 있습니다. 우리나라는 세계에서 제일 노령화 속도가 빠른 나라라고 합니다. 이에 따라 노령층에 많이 나타나는 백내장이 점점 증가한다는 것은 누구나 예측할 수 있는 사실일 것입니다.

둘째 질병에 대한 상식이 많아짐에 기인합니다. 과거 질병에 대한 정보가 병원 외에서는 얻기가 어려운 시절, 그저 나이 들어서 눈이 잘 안 보이려니 하고 나이 탓으로 돌려 잘 안 보여도 방치하는 경우가 많았습니다. 요즈음에도 이렇게 생각하는 할머니, 할아버지들이 시골에 가면 아직 많습니다. 그러나 이제 인터넷 시대가 도래했으므로 누구나 마음만 먹으면 금방 백내장에 대한 정보를 접할 수 있으므로 자기가 무엇 때문에 아픈지, 어떻게 고쳐야 하는지 알 수 있으므로 질병을 조기에 발견하게 되었습니다.

셋째 생활수준 향상에 따른 여가시간 증가입니다. 주 5일제 근무의 확산으로 이제 주말이면 산, 들, 강, 바다로 레포츠나 각종 여가활동을 즐기는 분들이 많아졌습니다. 이런 경우 햇빛의 자외선 영향 때문에 백내장이 많이 생길 수 있습니다. 비단 여름 뿐 아니라 겨울에 스키장에서도 강한 자외선 영향 때문에 백내장이 생기게 됩니다. 그러므로 야외에서 장시간 활동하게 되는 경우에는 반드시 선글라스를 착용하여 자외선이 우리 눈에 영향을 미치지 않게 해야 합니다.

넷째 환경오염에 따른 오존층 파괴입니다. 요즘 뉴스를 보면 대기오염 때문에 오존층이 파괴되어 북극이나 남극의 얼음이 조금씩 녹아 평균 해수면이 점점 높아간다는 보도가 자주 나오고 있습니다. 이 오존층이 파괴되면 지표면에 떨어지는 자외선 양이 많아져서 백내장 발생이 증가하게 됩니다.

백내장의 예방

23

자외선 차단 및 금연, 금주

앞에서 살펴보았듯이 백내장의 제일 많은 원인이 연령이 증가하는 것이므로 사실 백내장을 예방한다는 것이 쉽지는 않습니다. 극단적으로 말하여 늙지 않으면 되는데 그것은 불가능한 일이기 때문입니다.

그럼 현재 처해진 상태에서 가장 최선의 방법을 택해야 하는데, 어떤 방법들이 있는지 알아보기로 하겠습니다.

🖐 자외선 차단

자외선은 어떻게 보면 우리 눈의 가장 큰 적입니다. 자외선이 우리 눈에 도움을 주는 것은 없는 것 같습니다. 자외선은 백내장을 유발할 뿐만 아니라 망막을 손상시켜 황반변성을 일으켜 시력을 떨어뜨리기도 합니다.

그러면 이 해로운 자외선을 차단하는 길은 무엇일까요? 가장 쉽고도 좋은 방법이 선글라스나 모자의 착용입니다.

요즘 나오는 선글라스들은 거의 자외선 차단 코팅이 되어 있어 대부분 안심하고 사용해도 되지만, 값이 유난히 싸다면 자외선이 차단되지 않는 경우도 있으니 주의해야 합니다.

선글라스를 선택하는 데 있어 일반인들이 가장 고려하는 것이 색깔일 것입니다. 어떠한 색깔을 고르더라도 상관은 없으나 다음과 같은 색깔별 특징을 잘 알고 선택하신다면 도움이 되리라 생각합니다.

1 회색 계열

색을 왜곡시키지도 않고 대비를 증가시키지도 않으므로

사용하기에 무난한 색으로, 물체의 서로 다른 색조를 구분하는 데 있어 자연스러운 비교가 가능합니다. 보통 운전 중이나 도시에서 사용할 수 있는 색입니다. 패션적 측면에서 회색은 모든 색깔의 의복, 머리색, 피부색에도 잘 어울립니다.

2 갈색 계열

회색의 선글라스보다는 자연색을 약간 더 왜곡하는 경향이 있으나 대비를 증가시키는 좋은 점이 있어서 사물이 뚜렷하게 보입니다. 흐린 날의 하늘이 배경인 원거리 경치를 보거나 엷은 안개가 낀 설경 등에서는 갈색의 선글라스렌즈가 적당합니다. 미용적으로 동양인의 갈색 피부에 잘 조화되는 색이고 눈자위가 부드럽고 따뜻하게 보입니다.

3 적색 계열

이 색은 푸른 하늘이나 바다, 산을 배경으로 했을 때 물체의 대비가 선명하므로 수상스포츠를 즐길 때 가장 좋습니다. 그리고 조명이 낮은 곳에서도 대비를 증가시키므로 물체의 식별을 용이하게 합니다.

4 청색 계열

특별히 더 이로운 것도 해로운 것도 없으므로 주로 미용적인 측면에서 선택되어집니다.

5 녹색 계열

녹색은 눈부심을 덜어주고 파란색을 없애주므로 물체가 선명하게 잘 보이도록 합니다.

6 노란색 계열

노란색 계열은 대비를 가장 좋게 하므로 골프나 사격할 때 가장 좋으나, 물체의 색감을 많이 왜곡시키므로 오래 착용시 눈이 피로할 수도 있습니다.

금연 및 금주

앞서 백내장을 유발하는 원인 중 하나로 흡연과 음주를 들었습니다. 아마도 이 둘은 우리 몸의 대다수 많은 병의 원인을 이야기할 때 꼭 등장하는 주연배우 같은 존재일 것입니다. 백내장도 예외는 아니어서 원인으로 작용합니다.

흡연은 우리 몸에 아무 유익한 점이 없습니다. 그러므로 시력보존의 차원에서 금연하고 금주하는 것은 꽤 의미 있는 일이라 생각합니다.

🖐 백내장에 좋은 음식

🔳 비타민 C

비타민 C의 섭취는 백내장 예방에 좋다고 알려져 있습니다. 과일 중에는 키위, 딸기, 오렌지 등에 많고, 채소 중에는 피망, 고추, 브로콜리, 우리가 즐겨 마시는 차에는 감잎차, 유자차, 녹차 등에 많습니다. 그 외 감자, 고구마, 밤에도 의외로 비타민 C가 많이 함유되어 있습니다.

🔳 비타민 E

야자유, 올리브유, 옥수수유 같은 각종 식물성 기름, 아몬

드, 땅콩, 해바라기씨와 같은 견과류, 그리고 누구에게도 인기 있는 장어구이에 비타민 E가 풍부합니다.

❸ 리보플라빈(비타민 B₂)

김, 간, 미역, 청국장, 달걀, 녹색야채 등에 많은 것으로 알려져 있습니다.

❹ 카로티노이드

카로티노이드는 녹황색을 띠는 야채에 많은 항산화물질로 당근, 시금치, 토마토에 많이 들어 있습니다.

❺ 종합 비타민제

어떤 분들은 앞에 언급한 음식들을 일일이 찾아 섭취하느니, 차라리 종합 비타민제를 복용하는 것이 낫겠다고 생각하는 경우도 있을 것입니다. 어차피 종합 비타민제에는 우리가 필요로 하는 비타민의 대부분이 들어가 있으므로 하루 일정량을 복용함으로써 백내장 예방에 필요한 영양 성분들을 섭취할 수 있습니다.

| 백내장과 녹내장은 어떻게 다르나? |

축구공을 예로 들어 설명하겠습니다. 우리가 축구공을 발로 차고 심지어 깔고 앉아도 축구공의 모양이 변하지 않는 것은 축구공 안에 공기를 가득 주입하여 공기압이 생겼기 때문입니다.

안구도 마찬가지로 눌렀을 때 종이처럼 구겨지지 않고 제 모습을 계속 유지하는 이유는 안구 속에 무엇인가에 의해 압력이 유지되고 있기 때문입니다.

눈 속의 압력을 유지시켜주는 것이 바로 '방수' 로서, 눈 속의 영양수 역할을 하는 액체입니다. 눈의 각막, 수정체, 유리체 등은 혈관이 없는 부위이므로 여기에 영양분을 공급하고 노폐물을 운반하는 역할을 합니다. 하루에 일정량이 생산되고 일정량이 빠져나가므로 항상 균형이 유지됩니다. 그런데 방수는 정상으로 생산되는데 빠져나가는 부분이 망가지면 계속 방수가 쌓이게 되므로 눈의 압력은 올라갑니다.

눈은 많은 혈액을 공급받아야 하는데 눈의 압력이 높으면 그 누르는 힘에 의해 혈액이 눈 속에 못 들어오게 됩니다. 이러면 가장 약한 부위인 시신경이 압력 손상을 받게 되고 이러한 손상은 시력 및 시야의 장애를 초래하게 됩니다.

이렇게 안압이 정상보다 높고 시신경에 변화가 오고 시야가 좁아지는 경우를 녹내장이라고 부르게 되며, 점차 진행이 되면 실명에 이르게 됩니다. 녹내장은 어린아이에서 노인까지 다 생길 수 있는 질환이며 특히 40세 이후에 많으므로 40세 이후에는 누구나 녹내장 검사를 받아보는 것이 녹내장을 조기에 진단하여 치료를 시작할 수 있는 최선의 방법입니다. 참고로 정상안압은 10~21㎜Hg입니다.

치료는 우선 안약으로 안압을 낮추는 방법을 먼저 사용합니다. 현재 좋은 약들이 많이 개발되어 있어서 대부분은 안약으로 안압이 조절되게 됩니다. 만약 안약으로 치료가 되지 않으면 레이저로 빠져나가는 길을 터주는 방법을 이용하고, 이래도 안 되었을 때는 방수가 다른 길로 새어나가도록 수술을 하기도 합니다.

3부
첨단 미래수술기법

근적외선 수술용 현미경

01

광독성 망막병증 예방에 탁월

이 장에서는 앞으로 기대되는 새로운 기술에 대해 언급하고자 합니다.

전 세계의 안과의사들은 지금 한순간도 쉬지 않고 인류의 눈 건강을 위해 자기의 연구 과제에 온 힘을 쏟아 정열을 바치고 있습니다.

앞으로 이러한 안과의사들의 노력이 계속되는 한, 사람 수정체를 대신할 정도의 완벽한 형태의 인공수정체도 개발될 것이고 또 그 동안 당연시되어 왔던 안과수술용 현미경도 좀더 나은 형태로 발전되어 합병증이나 후유증 없는 백내장 수술이 가능한 시기가 오리라 생각합니다.

매년 필자는 미국 백내장 및 굴절수술학회(ASCRS)를 참가하여 연구결과를 발표도 하고 다른 의학자들의 연구결과도 들어보는 기회를 갖습니다. 매번 참가할 때마다 새로 쏟아지는 좋은 기술과 좋은 연구 논문은 필자로 하여금 의사로서 항상 긴장하게끔 합니다.

이번 장을 통해 최근 주목받고 있는 신기술 몇 가지를 살펴보고자 합니다. 물론 필자의 연구결과도 포함되어 있습니다.

처음에는 필자의 연구결과를 여기서 언급하는 것은 적절하지 않은 것 같아 다음으로 미루고자 했습니다. 그러나 다른 사람들도 미래의 기술이라고 인정하고 연구결과도 이미 2006년 미국과 영국, 그리고 2007년 미국에서 학술적 가치를 인정받아 학술상을 수상하는 성과를 얻었으므로 용기내어 이 책에서 배경설명과 함께 그 기술들을 소개하고자 합니다.

🔦 불빛 없이 수술한다

인류 최초의 도구로 추정되는 '주먹도끼'가 발명된 것은 육체적인 힘의 한계를 극복하기 위한 인류의 필요에서 비롯되었습니다. 인류가 살아온 발자취를 들여다보면 '필요는 발명의 어머니'란 말에 전적으로 공감하지 않을 수 없습니다.

독일 함부르크 헬무트 슈미트대학교수인 한스 요아힘 브라운은 그의 저서《세계를 바꾼 가장 위대한 101가지 발명품》에서 인류에게 주먹도끼가 만들어진 것은 기원전 60만 년경으로 추정합니다.

그 전까지는 현생 인류의 조상 '호모 에렉투스'는 육체적인 힘의 한계를 극복하기 위해 돌멩이를 손에 들고 도구로 사용하는데 그쳤습니다. 부싯돌로 석기를 만들어 두드리고, 자르고, 긁었으며, 동식물의 가죽과 껍질을 벗기고 땅을 파는데 사용했습니다.

그런데 기원전 50만년에서 30만년 사이에 등장한 '호모 사피엔스'는 여기서 더 나아가 주먹도끼에 구멍을 뚫어 자루를 만들어 사용했습니다. 한스 요아힘 브라운은 자루가 달린 도끼는 인류에게 운동량을 증폭시켰을 뿐만 아니라, 타격이 빗나갈 때도 신체적 부상을 완화시킬 수 있었다고 평합니다. 이로써 주먹도끼는 물건을 쪼개는 '도끼'와 물리적 타격을 가하는 '망치'로 각기 분리되어 발전하게 된 것입니다.

필자가 근적외선 수술용 현미경을 발명하게 된데도 '불편'과 '필요'라는 동기 베이스가 큰 작용을 하였습니다. 현재 안과에서 수술을 할 때 사용되고 있는 현미경은 할로겐 광원입니다.

수술방은 필드가 어둡습니다. 그래서 조명을 밝게 하고 수술에 들어가는데 이 조명의 사용에 약간의 문제 소지가 있습니다. 우리가 눈으로 볼 수 있는 가시광선은 파장에 따른 변화가 빨주노초파남보의 색깔로 나타납니다. 빨강색으로부터 보라색으로 갈수록 파장이 짧아지며 빨강보다 파장이 긴 빛은 적외선, 보라보다 파장이 짧은 빛은 자외선으로 분류됩니다.

그런데 가시광선 중에서 짧은 쪽인 블루 계열의 파, 남,

보는 망막에 광독성 부작용을 일으킬 우려가 있습니다. 실제로 15~20년 전부터 백내장학회에 부작용이 보고되어 왔습니다. 광독성은 말 그대로 광선을 받았을 때 나타나는 독성입니다. 그래서 백내장 수술 환자 중의 7~28%에서 수술 후 시력이 안 나오는 아이러니가 생겨났습니다. 백내장 수술은 잘 되었는데 수술용 현미경 광선 때문에 병이 생겼던 것입니다.

지금까지는 문제점은 알고 있었지만, 효과적인 대체방안이 없었습니다. 이런 아이러니가 안 생겨나려면 수술용 현미경을 사용하지 않아야 했습니다. 하지만 현미경이 없으면 수술을 할 수 없는 일이었습니다.

교과서에는 현미경을 약간 치우거나 물을 뿌려 공기방울로 빛을 산란시키는 방법 등 아주 원시적인 방법만 거론되고 있을 뿐이었습니다. 그래서 필자도 수술을 할 땐 그런 정도의 방식으로 광독성 예방에 힘써 왔습니다. 광독성이 생기고 안 생기는 것은 환자의 운이었습니다.

백내장 수술 후 환자는 바로 시력을 회복하지 못합니다. 강렬한 수술 현미경의 광선을 15~30여 분, 길게는 40여

분 쬐고 났기 때문입니다. 우리가 강한 햇빛을 보았다가 다른 곳을 쳐다보면 눈이 부셔 잘 안 보이는 것과 같은 이치입니다.

그런데 어느 날, 한 할머니 환자가 "왜 수술을 받은 즉시 안 보이냐?"는 질문을 했습니다. 할머니는 그간 흐릿한 눈 때문에 여간 고생을 한 게 아닌데, 이제 수술을 했으니 당연히 바로 잘 보여야 하는 것이 아니냐는 것이었습니다.

"할머니, 수술받은 즉시 보이는 것이 아니라, 최소한 하루쯤은 지나야 보여요."

설명을 해도 할머니는 "심봉사 눈 뜨듯 보여야지 왜 그래?" 하며 기가 막혀 했습니다. 할머니가 가고 난 뒤 자꾸 그 말이 귓가에 맴돌았습니다. 할머니의 말씀대로 '수술한 다음에 바로 보인다면 정말 좋겠다' 는 생각이 들었습니다.

그간 당연시하며 받아들였던 것에 대한 의문이 들기 시작했습니다. 가시광선을 오래 쬐어서 안 보이는 것은 안과학의 기초로 의심의 여지가 없는 사실이었습니다. 불빛을 사용하지 않으면 그런 부작용이야 없겠지만 수술을 할 수 없으므로 안 될 일이었습니다.

'자, 발상을 달리해보자. 상식이라고 믿은 것에 혹 함정은 없는가?'

브레인 스토밍이 이어졌습니다. 그러다 문득 '밝은 불빛을 사용하지 않고 수술을 한다면?' 하는 생각이 들었습니다. 찾아보니 군사용으로 개발된 적외선 망원경은 어두운 밤에도 볼 수 있었습니다. 수술용 현미경을 적외선 광원으로 사용한다면 가능할 것도 같았습니다.

하지만 이 아이디어를 구체화시키기까지 시행착오를 겪었습니다. 한 계단씩 차근차근 연구를 진행해야 했습니다. 상식을 깨는 수술법을 개발하는 일이기 때문에 쉽지 않았던 것입니다. 문제가 발견될 때마다 국내외 논문을 뒤지고 알 만한 사람들에게 수소문을 하면서 보완하고 조합해 갔습니

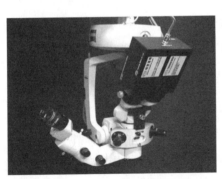

그림 17-A 근적외선 수술용 현미경 개발 당시 형태.

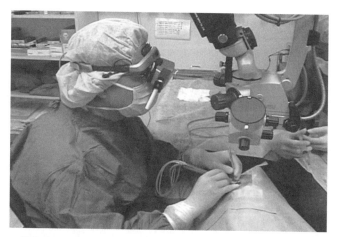

그림 17-B 근적외선 수술용 현미경으로 백내장 수술하고 있는 필자의 모습.

다. 그리하여 상당한 시일이 경과한 뒤에 끝내 필자가 생각
한 의도대로 현미경을 주문 제작하기에 이르렀습니다(그림
17-A).

2002년, 드디어 필자가 만든 적외선 시스템이 완성되어
이를 환자에게 적용해 보게 되었습니다. 첫 수술에서 환자
가 얼마나 잘 보는가도 궁금했지만, 적외선 시스템으로 과
연 성공적으로 수술을 할지도 궁금했습니다. 드디어 첫 수
술. 수술은 성공적으로 끝났습니다.

'과연 잘 보인다고 할 것인가?'

할 수 있는 최선을 다하고 기대를 가졌으나 환자는 "안 보인다"고 했습니다. 실망스러웠습니다.

무엇이 문제인지 처음부터 다시 점검해 보니 기계장비 때문은 아니었습니다. 조정에 일부 실수가 있었습니다. 그 후 두세 차례 다시 조정을 거쳤습니다.

마지막으로 조정한 시스템으로 수술을 하고 환자의 반응을 살펴보았습니다. 그랬더니 첫마디가 "너무 잘 보인다!"고 했습니다(그림 17-B). 펄쩍 뛸 것처럼 기뻤습니다. 그때의 감동은 필자가 소장한 DVD에 담겨 있습니다.

근적외선 수술용 현미경은 7~28%의 광독성 망막증 리스크를 0%로 낮춥니다. 조사를 해보니 적외선에 관한 광독성이 보고된 바가 없었습니다. 에너지가 낮기 때문에 합병증도 거의 없었습니다. 합병증이 나타나려면 이론상으로 약 42시간 동안 연속적으로 사용을 해야 하는데 백내장 수술에 있어 그런 경우는 없으니 결론적으로 안전하다고 판단되었습니다.

ISO에서 정해진 가이드라인을 보며 근적외선 에너지 양을 계산해 보니 넘어서는 안 되는 수치로 제시된 100mW/cm²에 훨씬 못 미치는 13.7mW/cm²로 나왔습니다. 정말 안전하다는 판단이 들었습니다.

곧이어 학회에 보고할 논문 작업에 들어갔습니다. 그리고 그 동안 수집한 데이터, 시술 자료를 바탕으로 논문을 작성했습니다.

학회에 논문을 제출하게 되면 전문가로 이루어진 심사위원으로부터 심사를 받는데 대부분 심사위원들이나 편집진에서 이것저것 꼬투리를 잡으며 데이터를 제출하라, 어떻게 생각하느냐 하면서 여러 가지 주문을 합니다.

그런데 이례적으로 필자의 논문에 대해서는 심사위원들도 꼬투리를 잡지 않고 "자랑스럽다", "축하한다"고 했습니다. 드디어 2006년 10월 〈미국 백내장 및 굴절수술학회〉지 겉표지에 필자의 논문에 포함되어 있던 사진이 게재되며 논문이 출판되었습니다.

2006년은 필자에게 너무나 과분한 한 해였던 것 같습니다. 이 근적외선 수술용 현미경으로 2006년 봄, 미국 샌프란시스코에서, 가을 유럽의 영국 런던에서, 가을 서울에서 각각 최우수 학술상을 수상하는 영예를 안았습니다. 그 동안의 집념 어린 노력이 결실을 맺는 순간을 세 번이나 경험하였던 것 같습니다. 미주·유럽·아시아를 대표하는 미국·영국·한국에서 각각 수상한 그 순간들은 두고두고 생각해도 기쁘기만 합니다.

근적외선 수술용 현미경의 장점이 알려지자 지금 당장 사용 가능한지 여부를 묻는 사람들이 많습니다. 필자가 만든 제품이 상용화되려면 아직은 시간이 걸립니다. 하지만 언젠가 실용화가 된다면 아마 현재의 수술용 현미경 패러다임을 바꿀 것이라 확신합니다.

02

백내장 수술용 킴 안내경
(眼內鏡 : BH Kim Intraocular Mirror)
숨겨진 부위를 찾아라

매끄럽게 연마된 크리스털이나 물이 가득 찬 크리스털 볼 (수정구)은 사물을 크게 보이게 하는 효과가 있습니다. 이 원리는 네덜란드의 얀센이라는 안경업자 형제의 고심에 의해 여러 개의 렌즈가 부착된 현미경으로 발명되었습니다.

공기는 열을 받으면 팽창을 합니다. 이 원리는 산토리오라는 의사에 의해 물기둥의 높이로 온도를 표시하는 온도계로 발명되었습니다. 필자는 치과병원에서 그런 발명의 힌트를 얻었습니다. 필자가 두 번째로 발명한 것으로 필자의 이름을 따서 'BH Kim Intraocular Mirror'라고 이름 붙여진 안내경(眼內鏡)입니다.

백내장 수술을 할 때 수술이 성공적으로 잘 마무리되기 위해서는 안구 내부의 면밀한 관찰이 필수적입니다. 그런데 지금까지 백내장 수술을 할 때 안구 내부를 볼 수 있는 도구가 존재하지 않았습니다. 보지 못하기 때문에 보통 안과의사의 '감'에 의존해 수술이 이루어졌습니다. 그래서 수술을 할 때 경험과 숙련성을 가장 중요하게 생각했습니다.

하지만 경험과 숙련성은 과학이 아닙니다. 아무리 뛰어난 의사라도 그날 그 시각의 컨디션에 따라 오차가 발생할 여지가 있습니다. 컨디션이 나빠서 '감'에 오차가 생긴다면 초정밀 시술을 요하는 안구 내부에 어떤 손상을 줄지 모릅니다. 또 안구 내부에 미세하게 손상을 주는 경우 의사가 수술 중에 그 사실을 알지 못합니다.

'안구 내부를 직접 눈으로 보며 수술을 할 수는 없을까?'

이제까지 못 봤다고 하여 계속 보지 못한 채 감으로 수술을 하는 것은 과학의 시대를 사는 안과의사의 태도가 아니라는 생각이 들었습니다. 보다 안전하게 수술을 하기 위해

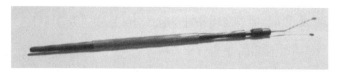

그림 18 처음 개발 당시의 킴 안내경(BH Kim Intraocular Mirror).

서라면 어떤 식으로든 안구 내부를 보아야 할 필요가 있었습니다.

'안구 뒷면을 볼 수 있는 방법이 없을까?'

아이디어를 찾던 어느 날이었습니다. 치과치료를 받으러 갔다가 치과의사가 사용하는 '반사경' 이 눈에 들어왔습니다. 평소 무심히 넘겼으나 이날은 '이것이다!' 싶은 생각이 스쳐갔습니다.

'안구 뒷면도 같은 방식으로 볼 수 없을까?'

치과에서 돌아오자마자 바로 반사경을 구했습니다. 안구 모형에 맞춰 뒷면을 볼 수 있도록 디자인을 고안했습니다. 그리고 이렇게 디자인해서 안내경으로 제작할 수 있는지 몇몇 제조업체에 의사타진을 했습니다.

하지만 업체들마다 난색을 표했습니다. 생산 물량의 규모가 적어서 자동화된 시스템을 적용하지 못하고 수작업으로 해야 하는데 제조비용이 부담스럽다는 것이었습니다.

　그래서 해외로 눈을 돌렸습니다. 안과장비 분야 전문 제작업체들을 물색하여 이메일을 보냈습니다. 그랬더니 수술 도구 제작사인 미국 카테나(Katena)사에서 관심이 있다며 필자가 보낸 디자인을 토대로 시제품을 만들어 보냈습니다 (그림 18).

　이 시제품을 사용하며 필자는 부족한 부분을 계속 보완하고 다듬었습니다. 그런 다음 이 제품에 대한 연구결과를 정리하여 2007년 4월 말 샌디에이고에서 열린 미국 백내장 및 굴절수술학회(ASCRS)에서 비디오 논문 발표를 했습니다. 백내장 및 굴절수술학회는 세계 각국에서 7천여 명이 참석하는 권위 있는 안과 학회입니다.

　이 행사에 170여 편의 학술 비디오가 발표되었는데 필자의 논문도 학회 참석자들로부터 뜨거운 관심과 주목을 받았습니다. 무엇보다도 안내경의 발명으로 백내장 수술 중 안구 내 모든 조직의 관찰이 용이하게 되어 전 세계인들의 백내장 수술 중 합병증 발생을 최소화할 수 있게 되었다는 평가를 받았습니다.

이런 평가가 인정되어 필자는 신의료 기술상 최우수상을 받는 영예를 안게 되었습니다. 안내경은 카테나사와 생산 협의를 맺고 있으며 카테나사에서는 필자의 업적을 기려 안내경의 명칭을 'BH Kim Intraocular Mirror'로 했습니다. 이 안내경은 한국 사람 이름이 붙은 기구가 미국에서 생산되어 전 세계 시장에서 판매되는 것으로, 대한민국 안과 역사상 처음으로 기록되고 있습니다.

🌑 미래의 인공수정체

현재의 인공수정체도 광학적으로 아주 우수한 결과를 나타내어 수술을 받은 환자들의 대부분이 아주 잘 보인다고 하면서 만족해 합니다.

그러나 현재의 인공수정체는 가까운 거리를 볼 때 충분히 조절이 되지 않으므로 아무래도 가까운 거리를 볼 때 덜 보이는 단점이 있습니다. 그러므로 우리 안과의사의 영원한 숙제는 사람 눈처럼 완벽하게 조절이 가능한 인공수정체를 개발하는 것입니다. 즉, 어떠한 재료를 쓰든지 수술 후 멀리도, 가까이도, 중간거리도 모두 잘 보이는 인공수정체가 완벽한 사람 눈에 가까운 인공수정체인 것에는 의문의 여지가 없습니다.

미래의 인공수정체는 아마도 젤리 또는 액체 타입이 아닐까 생각합니다. 왜냐하면 원래 사람 수정체도 말랑말랑한 젤리 내지는 반고체로 되어 있으므로 그렇게 만드는 것이 가장 생리적이고 기능성이 우수할 것이기 때문입니다.

현재 원숭이를 상대로 젤리 또는 액체 타입의 인공수정체가 실험된 바 꽤 좋은 결과를 얻은 것으로 보고되고 있습니다. 수정체를 제거하는 과정에서 원형전낭절개를 아주 작게 하고 이 작은 절개 구멍을 통해 액체를 수정체낭에 주입하고 작은 구멍을 뚜껑으로 막습니다. 원숭이에게 수술 후 측정한 데이터 상에서는 조절을 충분히 하는 것으로 보고되었습니다.

그러나 해결되어야 할 점이 있습니다. 액체 또는 젤리 타입의 재료는 화학물질이므로 흔히 발생되는 후발성 백내장을 막을 수는 없습니다. 현재는 후발성 백내장이 발생되면 야그레이저로 후낭을 파열시켜 시력을 회복시키지만 액체 형태의 수정체 물질이 수정체낭 안에 들어 있으면 후낭을 파열시킬 수는 없는 노릇입니다. 왜냐하면 후낭을 파괴시키면 그곳을 통하여 화학물질이 눈 속 깊숙한 곳까지 흘러 들어가기 때문입니다.

이 후발성 백내장만 해결이 된다면 더 이상 바랄 것 없는 완벽한 인공수정체의 시대가 열리는 것입니다.

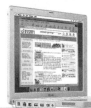

중앙생활사
중앙경제평론사

Joongang Life Publishing Co./Joongang Economy Publishing Co.

중앙생활사는 건강한 생활, 행복한 삶을 일군다는 신념 아래 설립된 건강 · 실용서 전문 출판사로서 치열한 생존경쟁에 심신이 지친 현대인에게 건강과 생활의 지혜를 주는 책을 발간하고 있습니다.

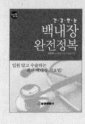

건강한 눈 백내장 완전정복

초판 1쇄 인쇄 | 2009년 5월 22일
초판 1쇄 발행 | 2009년 5월 27일

지은이 | 김봉현(Bonghyun Kim)
펴낸이 | 최점옥(Jeomog Choi)
펴낸곳 | 중앙생활사(Joongang Life Publishing Co.)

대   표 | 김용주
책 임 편 집 | 한옥수
본문디자인 | 박성현

출력 | 국제피알 종이 | 서울지류유통 인쇄 · 제본 | 신흥P&P

잘못된 책은 바꾸어 드립니다.
가격은 표지 뒷면에 있습니다.

ISBN 978-89-6141-049-6(04510)
ISBN 978-89-6141-044-1(세트)

등록 | 1999년 1월 16일 제2-2730호
주소 | ⑨100-789 서울시 중구 왕십리길 160(신당5동 171) 도로교통공단 신관 4층
전화 | (02)2253-4463(代) 팩스 | (02)2253-7988
홈페이지 | www.japub.co.kr 이메일 | japub@naver.com | japub21@empal.com
♣ 중앙생활사는 중앙경제평론사 · 중앙에듀북스와 자매회사입니다.

▶ 홈페이지에서 구입하시면 많은 혜택이 있습니다.

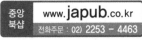

중앙
북샵
www.**japub**.co.kr
전화주문 : 02) 2253 - 4463

※ 이 도서의 국립중앙도서관 출판시도서목록(CIP)은 e-CIP 홈페이지(www.nl.go.kr/cip.php)에서 이용하실 수 있습니다.(CIP제어번호: CIP2009001296)